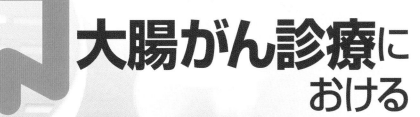

大腸がん診療における遺伝子関連検査等のガイダンス

第5版
2023年3月

公益社団法人
日本臨床腫瘍学会——●編

金原出版株式会社

Japanese Society of Medical Oncology Clinical Guidelines: Molecular Testing for Colorectal Cancer Treatment Fifth Edition

Japanese Society of Medical Oncology

発刊にあたり

　公益社団法人日本臨床腫瘍学会は，2008 年 11 月に「大腸がん患者における *KRAS* 遺伝子変異の測定に関する ガイダンス第 1 版」，2014 年 4 月に「大腸がん患者における *RAS* 遺伝子（*KRAS/NRAS* 遺伝子）変異の測定に 関するガイダンス第 2 版」を刊行し，日常診療における抗 EGFR 抗体薬を含む治療方針決定に *RAS* 遺伝子検査 の重要性を啓発するとともに，添付文書改訂に対しても参照すべき学会コンセンサスとして重要な役割を果たし ました。その後，2016 年 10 月に発刊した「大腸がん診療における遺伝子関連検査のガイダンス第 3 版」では， 新たに臨床上の重要なバイオマーカーとして *BRAF* V600E 遺伝子変異や DNA ミスマッチ修復（mismatch repair：MMR）機能欠損を取り上げ，2018 年の *BRAF* V600E 遺伝子変異（同年 8 月）および MMR 機能欠損を 判定する MSI 検査（同年 12 月）の保険適用においても参照すべき学会コンセンサスとして重要な役割を果たし ました。さらに，2019 年 12 月に発刊した「大腸がん診療における遺伝子関連検査等のガイダンス第 4 版」では， 2019 年 6 月に保険承認された 2 種類の包括的ゲノムプロファイリング検査と *NTRK* 融合遺伝子陽性の進行・再 発の固形がんに対する TRK 阻害薬に対応する内容を記載し臨床現場の要望にタイムリーに応えました。

　今回の改訂第 5 版では，大腸がんの遺伝子関連検査の臨床的意義を深く理解できるように第 4 版の構成を踏襲 し，総論で大腸がんの分子生物学的背景，大腸がんに認められる遺伝子異常と臨床的意義ならびに大腸がんの遺 伝子関連検査に用いられる手法について分かりやすく解説してあります。各論には，新たに HER2 検査が追加さ れたほか，血液検体を用いた *RAS* 変異検査を加えたほか，*BRAF* 変異検査，MMR 機能欠損を判定するための 検査や包括的ゲノムプロファイリング検査も最新情報に更新されています。また，今後，臨床導入が期待される 新しいバイオマーカーの開発状況については第 4 版の「その他の検査」を「現在開発中の検査」として，これま での血管新生因子，DNA メチル化と多遺伝子アッセイの内容を更新し，新たに腫瘍微小環境を追加してその内 容を充実させています。さらに，各論の推奨内容は冒頭に保険承認条件との関連性で表にまとめられ，専門医の ニーズに応える内容に仕上がっています。

　このガイダンスが大腸がん治療に係わる多くの医療従事者に速やかに周知され，対象となる大腸がん患者に質 の高い治療が速やかに提供されることを切に望みます。最後に衣斐寛倫委員長をはじめ，「大腸がん診療におけ る遺伝子関連検査等のガイダンス第 5 版」作成ワーキンググループの委員の皆様には多大なるご尽力に心から感 謝いたします。

2023 年 2 月

公益社団法人日本臨床腫瘍学会
理事長　石岡千加史

発刊によせて

　大腸がんの分子生物学的特性の解明が進み，その成果として精密な診断，治療が可能となってきました。日々の大腸がんの診療において，腫瘍組織や血液を用いた遺伝子検査を実施し，結果に基づいて個々の症例に最も適切な治療法を選択するというアルゴリズムが確立しています。この結果，特に切除不能進行・再発大腸がんに対する薬物療法は，さらなる生存期間の延長やQOLの改善を実現しました。これを支える遺伝子検査はより多彩になり，日常診療では適切なタイミングで検査を実施し，適切にその結果を解釈してゆくことが極めて重要となっています。

　日本臨床腫瘍学会は大腸がんの遺伝子検査に基づく診療ガイダンスの第1版を，世に先駆けて2008年に発刊しました。これにはKRAS遺伝子解析の方法と結果に基づく治療方針が記載されました。その後，第2版（2014年），第3版（2016年），第4版（2019年）と版を重ね，それぞれの時期の最新情報を整理して記載し，大腸がん診療における適切な遺伝子検査実施の指針となってきました。そして第4版発刊後も，遺伝子検査に基づく大腸がん診療は著しい進歩があり，多くの新たな知見，エビデンスが蓄積しています。このたびの改訂第5版はこれらの新たな情報を網羅し，現在の最も適切な大腸がん診療を行ううえでの助けとなるとともに，近い将来に実臨床に導入される可能性のある研究開発状況も解説しています。

　他臓器がんでは以前から行われてきた抗HER2療法が大腸がんでも実施可能となったのは大きな進歩と考えられます。HER2陽性大腸がんに対する本療法の効果は，HERACLES-A試験，MyPathway試験，そして本邦で行われたTRIUMPH試験の結果により示され，RAS遺伝子野生型に有効であることが分かりました。本ガイダンスでは「HER2検査」の項目を新たにつくり，大腸がんにおけるHER2経路の臨床的意義と検査法，結果に基づく治療を明確に示しています。また「現在開発中の検査」の項では，治療法選択や治療経過のモニターにも有用と期待される，血管新生因子を指標とするアッセイ，DNAメチル化アッセイ，結腸がん術後再発予測のための多遺伝子アッセイ，そして免疫チェックポイント阻害薬の効果予測を念頭においた腫瘍微小環境の新たな評価法が挙げられています。これらについてもエビデンスが蓄積されており，近未来での実臨床応用が期待されています。

　改訂第5版は，第4版に引き続き作成ワーキンググループ委員長をお務めいただいた衣斐寛倫先生の素晴らしいリーダーシップのもと，作成委員の献身的な努力により完成いたしました。さらに金原出版，日本臨床腫瘍学会事務局の皆様には改訂作業の開始時から発刊に至るまでの長い期間，細やかな支援を頂きました。ここに深く感謝の意を表します。

　大腸がん診療の基盤となる遺伝子検査の全貌を記した本ガイダンス改訂第5版が，患者さんの健やかな暮らしのために日夜努力されている臨床医にとっての力強い支えとなるものと信じています。

2023年2月

公益社団法人日本臨床腫瘍学会

ガイドライン委員長　馬場英司

大腸がん診療における遺伝子関連検査等のガイダンス第5版 作成ワーキンググループ

委員長

衣斐　寛倫　（愛知県がんセンター　がん標的治療 TR 分野・ゲノム医療センター）

委　員

奥川　喜永　（三重大学医学部　ゲノム診療科）

小峰　啓吾　（東北大学病院　腫瘍内科）

澤田　憲太郎　（釧路労災病院　腫瘍内科）

坂東　英明　（国立がん研究センター東病院　消化管内科）

細田　和貴　（愛知県がんセンター　遺伝子病理診断部）

三島　沙織　（国立がん研究センター東病院　消化管内科）

三谷　誠一郎　（近畿大学医学部　内科学腫瘍内科部門）

山口　享子　（九州大学病院　血液・腫瘍・心血管内科）

（五十音順）

評価委員

滝口　裕一　（千葉大学大学院医学研究院　臨床腫瘍学講座）

土原　一哉　（国立がん研究センター　先端医療開発センター）

馬場　英司　（九州大学大学院医学研究院　連携社会医学分野）

山口　研成　（がん研究会有明病院　消化器化学療法科）

（五十音順）

「大腸がん診療における遺伝子関連検査等のガイダンス改訂第5版」の利益相反事項の開示

本ガイダンスは、日本医学会が定めた「診療ガイドライン策定参加資格基準ガイダンス（平成29年3月）」に準拠した上で作成された。報告対象とする企業等（以下、報告対象企業等とする）は、医薬品・医療機器メーカー等医療関係企業一般ならびに医療関係研究機関等の企業・組織・団体とし、医学研究等に研究資金を提供する活動もしくは医学・医療に関わる活動をしている法人・団体等も含めた。

\<利益相反事項開示項目\> 該当する場合具体的な企業名（団体名）を記載、該当しない場合は "該当なし" と記載する。

■ COI自己申告項目

1. 本務以外に団体の職員、顧問職等の報酬として、年間100万円以上受領している報告対象企業名
2. 株の保有と、その株式から得られた利益として、年間100万円以上受領している報告対象企業名
3. 特許権使用料の報酬として、年間100万円以上受領している報告対象企業名
4. 会議の出席（発表、助言など）に対する講演料や日当として、年間50万円以上受領している報告対象企業名
5. パンフレット、座談会記事等に対する原稿料として、年間50万円以上受領している報告対象企業名
6. 年間100万円以上の研究費（産学共同研究、受諾研究、治験など）を受領している報告対象企業名
7. 年間100万円以上の奨学（奨励）寄附金を受領している、または、寄付講座に属している場合の報告対象企業名
8. 訴訟等に際して顧問料及び謝礼として年間100万円以上受領している報告対象企業名
9. 年間5万円以上の旅行、贈答品などの報告対象企業名

下記に本ガイダンスの作成にあたった委員の利益相反状態を開示します。

氏名（所属機関）	利益相反開示項目				
	開示項目1	開示項目2	開示項目3	開示項目4	開示項目5
	開示項目6	開示項目7	開示項目8	開示項目9	—
作成委員 衣斐 寛倫 （愛知県がんセンター）	該当なし	該当なし	該当なし	該当なし	該当なし
	該当なし	該当なし	該当なし	該当なし	—
奥川 喜永 （三重大学医学部）	該当なし	該当なし	該当なし	該当なし	該当なし
	該当なし	該当なし	該当なし	該当なし	—
小峰 啓吾 （東北大学病院）	該当なし	該当なし	該当なし	該当なし	該当なし
	該当なし	該当なし	該当なし	該当なし	—
澤田 憲太郎 （釧路労災病院）	該当なし	該当なし	該当なし	該当なし	該当なし
	該当なし	該当なし	該当なし	該当なし	—
坂東 英明 （国立がん研究センター東病院）	該当なし	該当なし	該当なし	大鵬薬品工業、日本イーライリリー、小野薬品工業	該当なし
	小野薬品工業	該当なし	該当なし	該当なし	—
細田 和貴 （愛知県がんセンター）	該当なし	該当なし	該当なし	該当なし	該当なし
	該当なし	該当なし	該当なし	該当なし	—
三島 沙織 （国立がん研究センター東病院）	該当なし	該当なし	該当なし	該当なし	該当なし
	該当なし	該当なし	該当なし	該当なし	—
三谷 誠一郎 （近畿大学医学部）	該当なし	該当なし	該当なし	該当なし	—
	大鵬薬品工業	該当なし	該当なし	該当なし	—
山口 享子 （九州大学病院）	該当なし	該当なし	該当なし	該当なし	該当なし
	新日本先進医療研究財団	該当なし	該当なし	該当なし	—
評価委員 滝口 裕一 （千葉大学大学院医学研究院）	該当なし	該当なし	該当なし	アストラゼネカ、中外製薬、小野薬品工業	該当なし
	アストラゼネカ、小野薬品工業、MSD	日本イーライリリー、中外製薬、小野薬品工業	該当なし	該当なし	—
土原 一哉 （国立がん研究センター）	該当なし	該当なし	該当なし	該当なし	該当なし
	該当なし	該当なし	該当なし	該当なし	—
馬場 英司 （九州大学大学院医学研究院）	該当なし	該当なし	該当なし	日本イーライリリー、中外製薬、第一三共	該当なし
	該当なし	大鵬薬品工業、中外製薬	該当なし	該当なし	—
山口 研成 （がん研究会有明病院）	該当なし	該当なし	該当なし	大鵬薬品工業、中外製薬、メルクバイオファーマ、武田薬品工業、第一三共、小野薬品工業、日本イーライリリー、ブリストル・マイヤーズスクイブ	該当なし
	該当なし	大鵬薬品工業、ヤクルト本社、小野薬品工業、サノフィ、日本イーライリリー	該当なし	該当なし	—

（敬称略）

※ガイダンス発行から過去3年分の利益相反関連事項を開示しています。
※合併に伴う社名変更などもありますが、企業等との経済的関係が発生した時期において記載しています。
日本臨床腫瘍学会　利益相反管理委員会

目　次

略語表

ASCO	American Society of Clinical Oncology
APC	adenomatous polyposis coli
BSC	best supportive care
CAPOX	カペシタビン＋オキサリプラチン
CDx	companion diagnostics
cfDNA	cell free DNA
CGP	comprehensive genomic profiling
CHIP	clonal hematopoiesis of indeterminate potential
CI	confidence interval
CIMP	CpG island methylator phenotype
CIN	chromosomal instability
CMS	consensus molecular subtypes
CNA	copy number alteration
COSMIC	Catalogue of Somatic Mutations in Cancer
CRC	colorectal cancer
ctDNA	circulating tumor DNA
DFS	disease-free survival
dMMR	mismatch repair-deficient
EGF	epidermal growth factor
EGFR	epidermal growth factor receptor
ESMO	European Society for Medical Oncology
FDA	Food and Drug Administration
FFPE	formalin-fixed paraffin-embedded
FGF	fibroblast growth factor
FISH	fluorescence in situ hybridization
FOLFIRI	5-FU＋ロイコボリン＋イリノテカン
FOLFOX	5-FU＋ロイコボリン＋オキサリプラチン
FOLFOXIRI	5-FU＋ロイコボリン＋オキサリプラチン＋イリノテカン
GCHP	goblet cell-rich type hyperplastic polyp
HMCC	high-methylated colorectal cancer
HNPCC	hereditary non-polyposis colorectal cancer
HP	hyperplastic polyp
HR	hazard ratio
IHC	immunohistochemistry
ISH	in situ hybridization
IUO	investigational use only
IVD	in-vitro diagnostics
LDT	laboratory developed test
LMCC	low-methylated colorectal cancer
MAF	mutant allele frequency
MMR	mismatch repair
MRD	minimal residual disease
mRNA	messenger RNA
MSI	microsatellite instability
MSI-H	microsatellite instability-high
MSI-L	microsatellite instability-low
MSS	microsatellite stable
MVHP	microvascular type hyperplastic polyp
NGS	next generation sequencing
NTRK	neurotrophin receptor tyrosine kinase

OR	odds ratio
PCR	polymerase chain reaction
PDGF	platelet-derived growth factor
PFS	progression-free survival
PlGF	placental growth factor
pMMR	mismatch repair－proficient
RFS	relapse-free survival
RR	relative risk
RT-PCR	reverse transcription-polymerase chain reaction
RUO	research use only
SNV	single nucleotide variation
SSA	sessile serrated adenoma
SSL	sessile serrated lesion
TAT	turnaround time
TMB	tumor mutational burden
TSA	traditional serrated adenoma
VEGF	vascular endothelial growth factor
VEGFR	vascular endothelial growth factor receptor
VUS	variant of unknown significance
WES	whole exome sequencing

はじめに

　本ガイダンスの源流は，2008 年に発出された「大腸がん患者における *KRAS* 遺伝子変異の測定に関するガイダンス第 1 版」にさかのぼる。2008 年は，本邦で抗 EGFR 抗体セツキシマブが承認された一方で，世界的には抗 EGFR 抗体の初期耐性に *KRAS* 遺伝子変異が関与することが報告され始めた時期であり，当時保険適用前であった *KRAS* 遺伝子検査をどのように取り入れるか明らかにすることが求められていた。第 1 版の発出後，K-RAS 遺伝子検査が保険適用となり，以降，本ガイダンスは新たな検査法やエビデンスが登場するたびに改訂を行い，検査法の普及や承認に寄与してきた。

　本ガイダンスの目的は，まず大腸がん診療における遺伝子関連検査等に関わる臨床医や検査担当医に対し，現在保険適用されている検査をどのように実施し治療に反映するのが適切か，これらの検査の基本的要件を明らかにすることである。さらに新規検査技術の現状と今後の展望について情報を提供することを目指しているため，現状で保険適用されていないが科学的に有用性が検証されている検査についても推奨度を記載し，その意義を解説することとした。第 5 版では，2022 年 3 月に保険適用となった HER2 検査をはじめ，第 4 版発刊時より新たに明らかとなったエビデンスを取り入れている。

　本ガイダンス改訂版では，大腸がん診療において治療選択または予後予測に関わる遺伝子異常等の検査に関して，複数の研究グループから一貫した報告が確認された場合に基本的要件を設定した（表 1，図 1）。それぞれの各要件に対し，委員が voting を行い，推奨度を決定している（表 2）。各要件の推奨度は，各検査におけるエビデンス，検査を実施した場合に想定される患者が受ける利益，損失のバランスをもとに決定され，各検査の本邦における保険適用状況は考慮していない。Voting により 70％以上の同意が集約された場合はそれを全体の意見とした。全ての推奨度で 70％以上の同意が得られなかった場合は，結果を公表した上で再度 voting を行い，voting により Strongly recommended が 70％以上を満たさず Strongly recommended と Recommended の合計が 70％以上の場合は Recommended とした。また，本文以外に基本的要件と直接関連する情報は「コメント」に，基本的要件に直接は関連しないが基本的要件の周辺情報として必要と思われる情報は「サイドメモ」に記載した。さらに，現在開発中の検査技術についても現状と展望を記している。なお，日本臨床腫瘍学会におけるガイダンスの定義，各検査の保険適用状況については，備考欄を参照されたい。

表 1　本ガイダンスが示す基本的要件

基本的要件	推奨度	内訳
***RAS* 変異検査**		
3.2：切除不能進行再発大腸がん患者に対し，抗 EGFR 抗体薬の適応判定を目的として，一次治療開始前に *RAS* 変異検査を実施する（p.11）	強く推奨する	SR 9 名
3.3：切除可能進行再発大腸がん患者に対し，再発リスクに応じた治療選択を目的として，補助化学療法開始前に *RAS* 変異検査を実施する（p.16）	推奨する	SR 2 名 R 7 名
3.4：切除不能進行再発大腸がん患者に対し，抗 EGFR 抗体薬再投与の適応判定を目的として，血液検体を用いた *RAS* 変異検査を実施する（p.17）	強く推奨する	SR 8 名 R 1 名
***BRAF* 変異検査**		
4.2：切除不能進行再発大腸がん患者に対し，予後予測と，抗 EGFR 抗体薬と BRAF 阻害薬および MEK 阻害薬の適応判定を目的として，一次治療開始前に *BRAF* V600E 変異検査を実施する（p.23）	強く推奨する	SR 9 名
4.3：切除可能進行再発大腸がん患者に対し，再発リスクに応じた治療選択を目的として，補助化学療法開始前に *BRAF* V600E 変異検査を実施する（p.25）	推奨する[※1]	SR 6 名 R 3 名
4.4：大腸がん患者に対し，リンチ症候群の診断の補助を目的として，*BRAF* V600E 変異検査を実施する（p.26）	強く推奨する	SR 9 名
HER2 検査		
5.2：切除不能進行再発大腸がん患者に対し，抗 HER2 療法の適応判定を目的として，抗 HER2 療法施行前に HER2 検査を実施する（p.31）	強く推奨する[※2]	SR 9 名
5.3：切除不能進行再発大腸がんにおける HER2 検査において，IHC 検査を先行実施し，2+と判定された症例に対しては ISH 検査を施行する（p.34）	強く推奨する[※3]	SR 9 名
ミスマッチ修復機能欠損を判定するための検査		
6.2：切除不能進行再発大腸がん患者に対し，免疫チェックポイント阻害薬の適応判定を目的として，一次治療開始前にミスマッチ修復機能欠損を判定する検査を実施する（p.39）	強く推奨する	SR 9 名
6.3：切除可能進行再発大腸がん患者に対し，再発リスクに応じた治療選択を目的として，ミスマッチ修復機能欠損を判定する検査を実施する（p.41）	強く推奨する	SR 7 名 R 2 名
6.4：大腸がん患者に対し，リンチ症候群のスクリーニングを目的として，ミスマッチ修復機能欠損を判定する検査を実施する（p.43）	強く推奨する	SR 9 名
6.5：ミスマッチ修復機能欠損を判定する検査として， ➤ MSI 検査を実施する ➤ IHC 検査を実施する ➤ NGS を用いた検査を実施する（p.45）	強く推奨する 強く推奨する 強く推奨する	SR 9 名 SR 9 名 SR 7 名/R 2 名
組織検体を用いた包括的ゲノムプロファイリング検査		
7.2：切除不能進行再発大腸がん患者に対し，治療薬適応判定の補助として，組織検体を用いた包括的ゲノムプロファイリング検査を実施する（p.54）	強く推奨する[※4]	SR 9 名
リキッドバイオプシー		
8.2：切除不能進行再発大腸がん患者に対し，治療薬適応判定の補助として，血漿検体を用いた包括的ゲノムプロファイリング検査を実施する（p.63）	強く推奨する[※4]	SR 9 名
8.3：治癒切除が行われた大腸がん患者に対し，再発リスクに応じた治療選択を目的として，微小残存腫瘍検出用のパネル検査を実施する（p.66）	強く推奨する[※5]	SR 8 名 R 1 名

表 1　つづき

基本的要件	推奨度	内訳
検体に用いる試料		
9.1：体細胞遺伝子検査にはホルマリン固定パラフィン包埋組織を用いる。また，対応するＨ＆Ｅ染色標本で，未染薄切標本内に十分な量の腫瘍細胞が存在すること，および組織学的に想定される核酸の質が保たれていることを確認する。病変のホルマリン固定パラフィン包埋ブロックの選択とマクロダイセクション部位のマーキング，腫瘍細胞割合の評価は原則として病理医が行う（p.70）	強く推奨する	SR 9 名
9.2：血漿検体を用いた遺伝子検査では，各検査法が指定する採血管および処理方法に準じて実施する（p.73）	強く推奨する	SR 9 名
検査精度の確保		
10：大腸がん診療における遺伝子関連検査は，精度の確保された検査室で実施されなければならない（p.76）	強く推奨する	SR 9 名

※ 1　Strongly recommended が 70％以上を満たさず Strongly recommended と Recommended の合計が 70％以上の場合のため，Recommended とした。

※ 2　2023 年 1 月 1 日現在，切除不能進行再発 HER2 陽性大腸がん患者に対し承認されている，トラスツズマブ＋ペルツズマブ療法は，RAS 野生型の症例にのみに有効性が示されている。

※ 3　トラスツズマブ＋ペルツズマブ療法は「IHC 3 ＋もしくは ISH 陽性」となっているが，HER2 陽性の頻度，HER2 診断の国際的な統一基準，日本病理学会「固形癌 HER2 検査ガイダンス策定ワーキンググループ」の見解，トラスツズマブ＋ペルツズマブ療法の有効性の観点から，「IHC 検査を先行実施し，2 ＋と判定された症例に対しては ISH 検査を施行する」ことを推奨した。

※ 4　現在の包括的ゲノムプロファイリング検査は，「標準治療がない固形がん患者又は局所進行若しくは転移が認められ標準治療が終了となった固形がん患者（終了が見込まれる者を含む。）」を対象としている。

※ 5　2023 年 1 月 1 日現在，切除可能進行再発大腸がん患者に対し再発リスクに応じた治療選択を目的として，薬事承認・保険適用となっている微小残存腫瘍検出用のパネル検査はないが，前向きの第Ⅱ相試験などですでに臨床的有用性が示されていることから，「強く推奨する」とした。

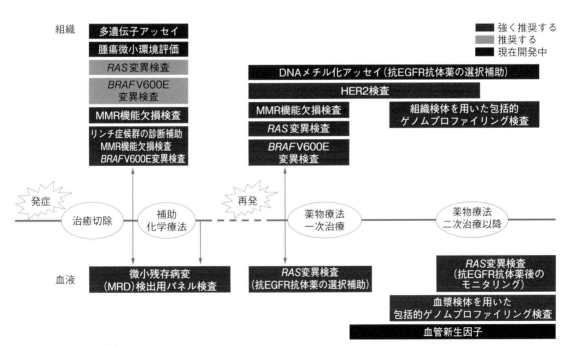

MMR：ミスマッチ修復，ctDNA：circulating tumor DNA，MRD：minimal residual disease
図 1　検査のタイミング

表 2　推奨度と判定基準

推奨度	推奨度の判定基準
Strongly recommended（SR）	十分なエビデンスと損失を上回る利益が存在し，強く推奨される
Recommended（R）	一定のエビデンスがあり，利益と損失のバランスを考慮して推奨される
Expert consensus opinion（ECO）	エビデンスや有益性情報は十分とは言えないが，一定のコンセンサスが得られている
Not recommended（NR）	エビデンスがなく，推奨されない

基本的要件
＆
解説

本ガイダンスにおける推奨内容と保険承認条件の関連性

　大腸がんにおける遺伝子関連検査等の承認の歴史を**表1**に示す。「はじめに」で記載したように，本ガイダンス改訂版では，大腸がん診療において治療選択または予後予測に関わる遺伝子異常等の検査に関して，複数の研究グループから一貫した報告が確認された場合に基本的要件を設定した。その結果，保険償還されている検査は全て基本的要件に挙げることとした。加えて，微小残存腫瘍の検出および再発モニタリングを目的とした ctDNA 検査につ

表1　大腸がんにおける遺伝子関連検査等の臨床導入状況

保険適用日	遺伝子異常等の検査	承認内容	本ガイダンスにおける記載
2007年6月	MSI 検査	リンチ症候群に対するスクリーニング検査	第6章
2010年4月	K-ras 遺伝子検査	抗 EGFR 抗体薬の適否を判断	第3章
2015年4月	RAS（KRAS/NRAS）遺伝子検査	抗 EGFR 抗体薬の適否を判断	第3章
2018年8月	BRAF V600E 変異検査	切除不能進行再発の大腸がんにおける治療選択の補助・大腸がんにおけるリンチ症候群の診断補助	第4章
2018年12月	MSI 検査	PD-1 抗体薬ペムブロリズマブ（キイトルーダ®）の局所進行性又は転移性のがん患者への適用を判定する目的	第6章
2019年6月	組織検体を用いた包括的がん遺伝子プロファイリング検査	標準治療がない，または局所進行もしくは転移が認められ標準治療が終了となった固形がん患者（終了見込みを含む）で，関連学会の化学療法に関するガイドライン等に基づき，全身状態・臓器機能等から「化学療法の適応となる可能性が高い」と主治医が判断した者に対し，多数の遺伝子変異の有無を一括して検出	第7章
2020年8月	OncoBEAM™ RAS CRC キット	抗悪性腫瘍剤による治療法の選択を目的	第3章
2021年8月	MSI 検査	PD-1 抗体薬ペムブロリズマブ（キイトルーダ®）の治癒切除不能な進行・再発の高頻度マイクロサテライト不安定性（MSI-H）を有する結腸・直腸癌への適用を判定する目的	第6章
2021年8月	血液検体を用いた包括的ゲノムプロファイリング検査	標準治療がない，または局所進行もしくは転移が認められ標準治療が終了となった固形がん患者（終了見込みを含む）で，関連学会の化学療法に関するガイドライン等に基づき，全身状態・臓器機能等から「化学療法の適応となる可能性が高い」と主治医が判断した者に対し，多数の遺伝子変異の有無を一括して検出	第8章
2022年3月	大腸癌 HER2 タンパク（IHC） 大腸癌 HER2 遺伝子（FISH）	抗 HER2 抗体の局所進行性又は転移性のがん患者への適用を判定する目的	第5章
2022年10月	MMR タンパク（IHC）	ペムブロリズマブ（遺伝子組換え）の固形癌患者への適応を判定するための補助 大腸癌におけるリンチ症候群の診断の補助 大腸癌における化学療法の選択の補助	第6章
2023年1月	BRAF V600E 変異タンパク（IHC）	がん組織中の BRAF V600E 変異タンパクの検出 大腸癌におけるリンチ症候群の診断の補助 大腸癌における化学療法の選択の補助	第4章

いては，2023 年 1 月 1 日現在，保険償還されていないが推奨度を付与するに値する十分なエビデンスがすでに蓄積されていると判断し基本的要件に加えた。また，包括的ゲノムプロファイリング検査のタイミングについて，現在の保険償還条件と本ガイダンスが考えるベストなタイミングについては，必ずしも一致していない。

このように本ガイダンスは科学的根拠をもとに基本的要件を設定しているが，実臨床においては本邦の保険償還状況を遵守する必要がある。読者の混乱を避けるため，2023 年 1 月 1 日現在の保険償還状況について**表 2** に記載した。実際に検査をオーダーされる際には，記載の保険償還条件を参照されるようお願いしたい。

表 2 2023 年 1 月 1 日現在における各種検査の薬事承認・保険適用の状況

RAS 変異検査	・*RAS* 変異検査は，「D004-2 悪性腫瘍組織検査」に「RAS 遺伝子検査（2,500 点）」として，大腸がんにおける治療選択の補助を目的として保険適用されている。 ・血液検体を用いた *RAS* 変異検査として，OncoBEAM™ RAS CRC キットは大腸がん患者における化学療法の選択を目的に 2020 年 8 月に保険適用となった。「D006-22 RAS 遺伝子検査（血漿）」として 7,500 点の算定となり，患者 1 人につき 1 回に限り算定可能だが，再度治療法を選択する必要がある場合にも算定できる。本検査の実施は，大腸がんの組織検体を用いた「D004-2 悪性腫瘍組織検査」の RAS 遺伝子検査もしくは K-ras 遺伝子検査を行うことが困難な場合に限るとされている。
BRAF V600E 変異検査	・*BRAF* 変異検査は，「D004-2 悪性腫瘍組織検査」に「BRAF 遺伝子検査（2,100 点）」として，大腸がんにおける化学療法（術後補助化学療法を含む）の選択の補助，大腸がんにおけるリンチ症候群の診断の補助のために保険適用されている。エンコラフェニブ，ビニメチニブの CDx として使用した場合，「D004-2 悪性腫瘍組織検査」の「(1) 医薬品の適応判定の補助等に用いるもの」として，2,500 点の算定となる。 ・*RAS/BRAF* 変異検査を同時に行った場合，「D004-2 悪性腫瘍組織検査」の「2 項目 4,000 点」の包括規定となる。 ・2021 年 12 月免疫染色用試薬として，ベンタナ OptiView BRAF V600E（VE1）が体外診断薬の承認が得られており，2023 年 1 月に保険収載された。患者 1 人につき 1 回に限り，1,600 点が算定可能である。
HER2 検査	・大腸がんにおける抗 HER2 抗体併用療法の治療選択の補助として，免疫組織化学染色（IHC）法と fluorescence in situ hybridization（FISH）法による HER2 検査が保険適用されている。IHC 検査は，「N002 免疫染色（免疫抗体法）病理組織標本作製」において 690 点が算定可能である。FISH 法による検査は，「N005 HER2 遺伝子標本作製」において 2,700 点の算定が可能で，IHC 検査のための「N002 免疫染色（免疫抗体法）病理組織標本作製」を同一の目的で実施した場合は，併せて 3,050 点の算定となる。
ミスマッチ修復機能欠損を判定するための検査	・ミスマッチ修復機能欠損を判定するための検査として，マイクロサテライト不安定性検査は，「D004-2 悪性腫瘍組織検査」の「(1) 医薬品の適応判定の補助等に用いるもの」として実施する場合，2,500 点の算定となる。遺伝学的検査としてリンチ症候群の診断の補助を目的として実施する場合は，区分番号「D004-2」の「(2) その他のもの」として 2,100 点の算定となるが，医薬品の適応判定のためのコンパニオン診断薬として承認を受けている検査を用いる場合は 2,500 点を算定可能である。マイクロサテライト不安定性検査は，患者 1 人につき 1 回に限り算定可能だが，リンチ症候群の診断の補助を目的とする場合又は固形がんの抗悪性腫瘍剤による治療法の選択を目的とする場合に，当該検査を実施した後に，もう一方の目的で当該検査を実施した場合にあっても，別に 1 回に限り算定できる。 ・次世代シークエンサー（NGS）を用いた検査のうち，包括的ゲノムプロファイリング検査「FoundationOne® CDx がんゲノムプロファイル」と「Guardant360® CDx がん遺伝子パネル」ではマイクロサテライト不安定性の結果を得ることができ，医薬品の適応判定のためのコンパニオン診断薬として承認されている。「OncoGuide™ NCC オンコパネルシステム」もマイクロサテライト不安定性の結果を得ることができるが，薬事承認・保険適用されていない。ただし，厚生労働省が発出した「遺伝子パネル検査の保険適用に係る留意点について」では，CGP 検査後に開催されるエキスパートパネルが適切であると判断した場合，改めてコンパニオン検査を行うことなく当該医薬品を投与しても差し支えないとされている。

表 2 つづき

	・ミスマッチ修復機能欠損を判定するための検査として，2021 年 12 月にベンタナ OptiView MLH1（M1），PMS2（A16-4），MSH2（G219-1129），MSH6（SP93）の 4 品目がコンパニオン診断薬として承認され，2022 年 9 月に保険収載された。「ペムブロリズマブ（遺伝子組換え）の固形癌患者への適応を判定するための補助」として患者 1 人につき 1 回に限り，「N005-3」に準じて 2,700 点が算定できる。「大腸癌におけるリンチ症候群の診断の補助」，「大腸癌における化学療法の選択の補助」など別の目的で当該検査を実施した場合にあっても，別に 1 回に限り算定できる。
組織検体を用いた包括的ゲノムプロファイリング検査	・包括的ゲノムプロファイリング検査は，2018 年 12 月に「OncoGuide™ NCC オンコパネルシステム」と「FoundationOne® CDx がんゲノムプロファイル」が薬事承認され，2019 年 6 月に保険適用となった。また，「GenMineTOP がんゲノムプロファイリングシステム」が 2022 年 7 月に薬事承認されている。GenMineTOP がんゲノムプロファイリングシステムは 2023 年 1 月現在，保険収載されていない。当初は，検査提出時に 8,000 点，エキスパートパネルによる結果判断を経た患者説明時に 48,000 点の算定が可能であったが，診療報酬点数の改訂が行われ，2022 年 4 月より，検査提出時に「D006-19 がんゲノムプロファイリング検査」として 44,000 点の算定が可能となった。なお，患者説明時には，「B011-5 がんゲノムプロファイリング評価提供料」として 12,000 点の算定となる。患者 1 人につき 1 回に限り算定可能である。 ・「FoundationOne® CDx がんゲノムプロファイル」を結腸・直腸がんのセツキシマブ，パニツムマブ，エンコラフェニブ，ビニメチニブの CDx として使用した場合，「D004-2 悪性腫瘍組織検査」の 2,500 点の算定は可能であるが，その場合，がんゲノムプロファイリング検査としての 44,000 点は算定できない。その後，結果を包括的ゲノムプロファイリング検査として用いる場合，コンパニオン検査として既に請求した点数を減算した点数ならびにパネル検査判断・説明料として 12,000 点の算定が可能である。
血漿検体を用いた包括的ゲノムプロファイリング検査	・ctDNA を用いた包括的ゲノムプロファイリング検査として，FoundationOne® Liquid CDx がんゲノムプロファイルと Guardant360® CDx がん遺伝子パネルが承認となっている。Guardant360® CDx がん遺伝子パネルは，2022 年 9 月時点で保険収載されていない。組織を用いた包括的ゲノムプロファイリング検査と同様，検査提出時に「D006-19 がんゲノムプロファイリング検査」として 44,000 点，エキスパートパネルによる結果判断を経た患者説明時には，「B011-5 がんゲノムプロファイリング評価提供料」として 12,000 点が算定可能で，患者 1 人につき 1 回に限り算定可能である。

2 総論

2.1 大腸がんの分子生物学的背景

大腸がんのほとんどは，複数の遺伝子にさまざまな異常が蓄積することにより段階的に発生し，悪性化が進展する。遺伝子異常には，遺伝的背景や環境因子による突然変異，欠失といったジェネティックな変化に加え，転写レベルにおける発現調節異常などのエピジェネティックな変化が含まれる。現在，大腸がんは，生殖細胞系列突然変異によるもの，染色体不安定性に起因するもの，鋸歯状病変に起因するものに大別される（図1)[1]。

生殖細胞系列突然変異による大腸がんには，遺伝性大腸がんの一つであるリンチ症候群が含まれ，DNA ミスマッチ修復（mismatch repair：MMR）機能の欠損に伴い遺伝子異常が蓄積するマイクロサテライト不安定性（microsatellite instability：MSI）が腫瘍の発生や進展に関与する。染色体不安定性由来の腫瘍は，多段階発がんモデルが発がんのメカニズムとして考えられており，正常粘膜から低グレード腺腫になる際に *APC* 変異が発生し，高グレード腺腫になる際に *KRAS* 変異，がん化には *TP53* などのがん抑制遺伝子に異常が蓄積すると考えられている。大腸鋸歯状病変は過形成ポリープ（hyperplastic polyp：HP），鋸歯状腺腫（traditional serrated adenoma：TSA），sessile serrated lesion（SSL）に分類されている。鋸歯状病変は，HP が SSL を介して高頻度マイクロサテライト不安定性（MSI-H）大腸がんになる経路と，HP から TSA を介して MSS を生じる経路が提唱されている。SSL は右側大腸に好発し，*BRAF* 変異や CpG island methylator phenotype（CIMP）を高頻度に伴い，MSI を示し，特に右側大腸がんの前駆病変として注目されている（図1)。鋸歯状病変が関与する大腸がんの頻度は大腸がん全体の5〜10%程度と見積もられている。

また，大腸がんを遺伝子発現プロファイルに基づいて分類すると，4つに分類される（表1)[2]。Consensus molecular subtypes（CMS）1は女性・右側結腸原発が多く，MSI-H や *BRAF* 変異の割合が多い。遺伝子の変異率が高い一方で，ゲノムコピー数変化（copy number alteration：CNA）の割合は低いとされる。CMS2 は CNA の割合が高く，WNT 経路の活性化が特徴的である。CMS3 は *KRAS* 変異率が高く，IGFBP2 の高発現が特徴的である。CMS4 は CNA が高く，ステージが進行した症例の割合が多いのが特徴である。このように大腸がんの発生母地や発生メカニズムは，形成した腫瘍の発現プロファイル・分子生物学的特徴と相関が認められる。

大腸がんの多くは多段階発がんモデルにより発症すると考えられるが，これらのうち *KRAS*，*BRAF* などは，大腸がんの発生・進展に重要な役割を果たすドライバー遺伝子異常と考えられている。ドライバー遺伝子異常は，相互排他性を認め同時に検出されることは稀である。近年の包括的ゲノムプロファイリング検査の導入により，*HER2* 増幅など，その他のドライバー遺伝子異常も低頻度ながら同定されている（図2)。

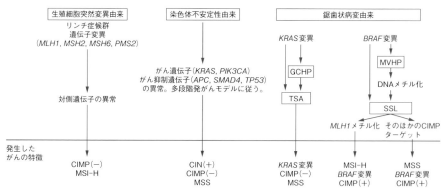

APC：adenomatous polyposis coli, CIMP：CpG island methylator phenotype, CIN：chromosomal instability, GCHP：goblet cell-rich type hyperplastic polyp, MSI：microsatellite instability, MSS：microsatellite stable, MVHP：microvascular type hyperplastic polyp, TSA：traditional serrated adenoma, SSL：sessile serrated lesion

図1　推定される大腸がんの発生経路

表1　発現解析に基づく大腸がんのサブタイプ分類

	CMS1	CMS2	CMS3	CMS4
	MSI immune	Canonical	Metabolic	Mesenchymal
MSI	MSI-H	MSS	Mixed	MSS
CIMP	高		低	
染色体異常		高	低	高
遺伝子変異	多			
遺伝子異常	*BRAF* 変異		*KRAS* 変異	
その他の特徴	免疫細胞の浸潤	WNT, MYC の活性化		血管新生, 間質への浸潤
予後	再発後の予後が不良			無再発生存期間, 全生存期間とも不良

MSI：microsatellite instability, CIMP：CpG island methylator phenotype, CMS：consensus molecular subtypes, MSI-H：MSI-high, MSS：microsatellite stable

2.2　大腸がんに認められる遺伝子異常の臨床的意義と遺伝子検査法の進歩

　大腸がんの発生・進展に関わる遺伝子異常は，大腸がん診療に用いる薬剤の治療効果に影響を与え得る。例えば，*RAS*（*KRAS/NRAS*）は，変異により上皮成長因子受容体（epidermal growth factor receptor：EGFR）に対する抗体薬の効果を認めないことが多数の前向き試験による解析で示され（第3章 *RAS* 変異検査参照），抗 EGFR 抗体薬の適否を判断することを目的として，2010年4月に *KRAS* 遺伝子検査（K-ras 遺伝子検査），2015年4月には *RAS*（*KRAS/NRAS*）遺伝子検査が保険適用となり，実地診療で広く普及している。さらに近年は，遺伝子異常を標的とした薬剤が開発されるようになり，遺伝子異常と治療選択が直接関係するようになっている。

　また，検査法についても，2000年代はダイレクトシークエンス法により直接遺伝子変異を評価していたが，PCR-rSSO（polymerase chain reaction-reverse sequence-specific oligo-

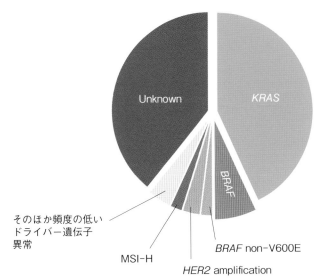

TCGA pan cancer atlas に報告されている遺伝子異常の頻度をもと
にガイダンス委員会が作成。頻度の低いドライバー遺伝子異常とし
ては，*ALK*，*NTRK* などがある。

図 2　大腸がんにおけるドライバー遺伝子変異とその頻度

nucleotide）法やデジタル PCR 法の出現により検査の感度，およびキット化により検査精度
が向上している。さらに，次世代シークエンサーの登場は多数の遺伝子を高感度かつ同時に
評価することを可能にしており，以前に承認された検査についても，これらの手法を用いた
ものに置き換えられている。

2.3　大腸がんの遺伝子関連検査に用いられる手法とその位置付け

　大腸がんなど疾病の診断に用いられる遺伝子関連検査は，主に体外診断用医薬品（in-vitro
diagnostics：IVD）と，試薬として分類される薬事未承認検査（laboratory developed test：
LDT）の 2 種類に分類される。体外診断用医薬品は，医薬品医療機器等法に基づき薬事承認
され市場に流通している。*KRAS* 変異検査が開始された当初は薬事未承認検査が保険診療下
で実施されていたが，現在，がん領域における遺伝子関連検査は一部を除き体外診断用医薬
品として承認されたものである。また，体外診断用医薬品や薬事未承認検査以外に，体外診
断用医薬品としての承認を得ず，研究目的で用いられる RUO（research use only）があり，
米国などでは分析性能が確認され臨床試験等に用いられる IUO（investigational use only）と
いった分類も存在する。

　疾病や病態の診断に用いられる体外診断用医薬品および一部の医療機器のうち，特定の医
薬品の有効性または安全性の向上等の目的で使用し，当該医薬品の使用に不可欠な製品はコ
ンパニオン診断薬（companion diagnostics：CDx）と位置付けられている。このため，コン
パニオン診断薬は，測定対象の物質を正しく分析する性能を有するように設計・検証されて
いることに加え，臨床性能が臨床的有用性を裏付ける必要性がある。すなわち，臨床的位置
付けや想定される臨床的意義に基づいてカットオフが設定され，対象となる薬剤の臨床成績

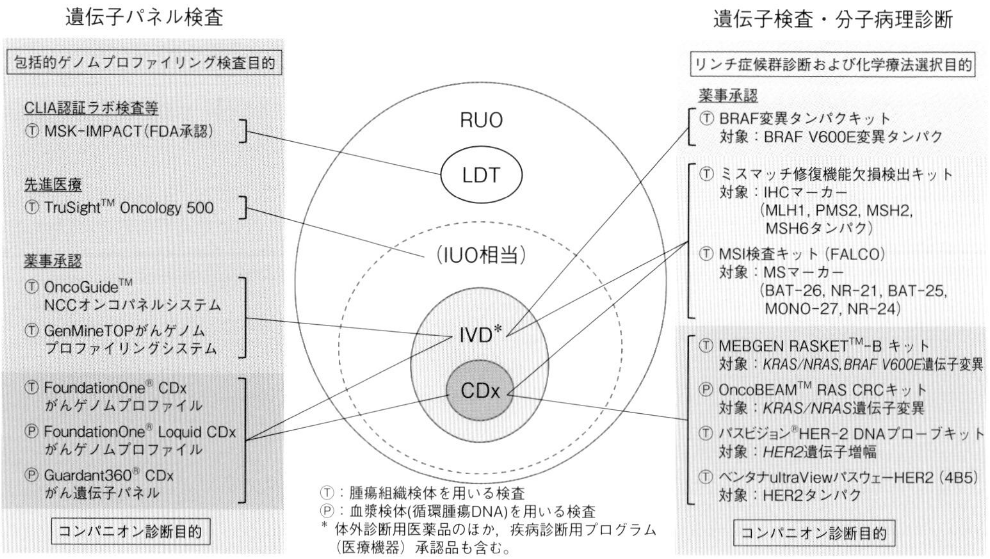

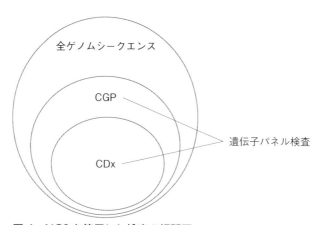

遺伝子パネル検査

包括的ゲノムプロファイリング検査目的

CLIA認証ラボ検査等
Ⓣ MSK-IMPACT（FDA承認）

先進医療
Ⓣ TruSight™ Oncology 500

薬事承認
Ⓣ OncoGuide™
　NCCオンコパネルシステム
Ⓣ GenMineTOPがんゲノム
　プロファイリングシステム

Ⓣ FoundationOne® CDx
　がんゲノムプロファイル
Ⓟ FoundationOne® Loquid CDx
　がんゲノムプロファイル
Ⓟ Guardant360® CDx
　がん遺伝子パネル

コンパニオン診断目的

RUO
LDT
（IUO相当）
IVD*
CDx

Ⓣ：腫瘍組織検体を用いる検査
Ⓟ：血漿検体(循環腫瘍DNA)を用いる検査
＊ 体外診断用医薬品のほか，疾病診断用プログラム
　（医療機器）承認品も含む。

遺伝子検査・分子病理診断

リンチ症候群診断および化学療法選択目的

薬事承認
Ⓣ BRAF変異タンパクキット
　対象：BRAF V600E変異タンパク

Ⓣ ミスマッチ修復機能欠損検出キット
　対象：IHCマーカー
　　（MLH1, PMS2, MSH2,
　　MSH6タンパク）

Ⓣ MSI検査キット（FALCO）
　対象：MSマーカー
　　（BAT-26, NR-21, BAT-25,
　　MONO-27, NR-24）

Ⓣ MEBGEN RASKET™-B キット
　対象：*KRAS/NRAS,BRAF V600E*遺伝子変異
Ⓟ OncoBEAM™ RAS CRCキット
　対象：*KRAS/NRAS*遺伝子変異
Ⓣ パスビジョン®HER-2 DNAプローブキット
　対象：*HER2*遺伝子増幅
Ⓟ ベンタナultraViewパスウェー-HER2 (4B5)
　対象：HER2タンパク

コンパニオン診断目的

図3　遺伝子関連検査の概念図と対応する検査

全ゲノムシークエンス

CGP

CDx

遺伝子パネル検査

図4　NGS を使用した検査の相関図

に寄与することが重要である。本ガイダンスで推奨される検査は，分析的妥当性が確認された検査を用いて実施する必要があり，コンパニオン診断薬を含む体外診断用医薬品や一部の医療機器はこれに該当する。

　一方で，次世代シークエンス（NGS）を用いた検査法の実用化により，一塩基置換（single nucleotide variation：SNV），挿入・欠失（insertion/deletion：In/Del），コピー数変化（copy number alteration：CNA），染色体転座などのさまざまなタイプの異常を，多数の遺伝子について同時に評価する包括的ゲノムプロファイリング検査（comprehensive genomic profiling：CGP）が薬事承認されている。遺伝子関連検査と国内外で使用される代表的な遺伝子パネル検査との関連を**図3**に示す。また，各個人の全ゲノムシークエンスやゲノム上のエクソンを濃縮して解析する全エクソームシークエンスも一部で行われている。コンパニオン診断薬と全ゲノムシークエンスの関係を**図4**に示す。

　CGP の結果をもとに治療薬を選択する際，臨床的有用性は分析性能が重要である（**表2**）。

表2 コンパニオン診断薬と包括的遺伝子プロファイリング検査の違い

	CDx	包括的遺伝子プロファイリング検査
想定される治療	エビデンスが確立した治療方法	原則として標準治療は存在せず，エビデンスレベルの高くない治療を想定
出力された検査結果の位置付け	承認された医薬品の適応の可否を直接提示する	出力された結果に基づき医師による結果解釈が行われ，治療方針が策定される
想定される使用施設	各医療機関	エキスパートパネルを有するがんゲノム医療中核拠点・拠点病院およびがんゲノム医療連携病院
検査薬・医療機器としての必要性	診断的中率	包括的なプロファイル検査を前提とした測定機器としての分析性能（真度，再現性など）

　分析性能を示すためには，対照となる試験法や試料を使用して，代表的な変異のタイプ（SNV，Ins/Dels，CNAs，染色体転座）毎に，陽性一致率，陽性的中率を算出し，真度を評価，提示する必要がある。現在のところ，対照としてすでに承認されたコンパニオン診断薬と比較試験を行うことが多いが，CGP に搭載された各異常について，既承認のコンパニオン診断薬と性能比較試験を行うことは多大な労力を要することから，本邦においてどのように対照法を選定すべきか今後の課題である。近年，ドライバー遺伝子異常やがんの生物学的背景をもとにした薬剤が急速に増加し，治療開始前に多数の遺伝子を評価する必要が生じている。一次治療開始前に治療法の選択を目的として CGP を行うことは，治療選択の各段階で，個別のコンパニオン診断薬を用いた評価を行うより，時間的・経済的に理にかなっている。CGP 検査により治療の早い段階から腫瘍の遺伝子プロファイルを把握できれば，その後の治療修飾によるプロファイルの変化が懸念されるものの，予後や将来使用可能な候補薬剤などを考えながら効率的な治療を行うことにつながると考えられる。

【参考文献】

1）Leggett B, Whitehall V：Role of the serrated pathway in colorectal cancer pathogenesis. Gastroenterology 138：2088-100, 2010
2）Guinney J, Dienstmann R, Wang X, et al：The consensus molecular subtypes of colorectal cancer. Nat Med 21：1350-6, 2015

3 *RAS* 変異検査

3.1 背景

大腸がんと EGFR 経路

EGFR は HER1, erbB1 とも呼ばれる 170 kDa の膜貫通型糖蛋白質受容体チロシンキナーゼであり, 大腸がんの約 80% に高発現を認める。EGFR に細胞外から上皮成長因子 (epidermal growth factor: EGF), amphiregulin, epiregulin などのリガンドが結合すると, EGFR もしくは他の HER ファミリー分子との二量体を形成し, 細胞内チロシンキナーゼドメインの自己リン酸化を介して活性化し, 下流へシグナルを伝達する。下流のシグナル経路としては RAS/RAF (MAPK) 経路, PI3K/AKT/mTOR 経路, JAK/STAT 経路などが存在する。これら EGFR 経路は正常組織では細胞分化, 増殖, 維持に重要な役割を果たす一方, 大腸がん組織では機能亢進によりがんの増殖, 浸潤, 転移, 生存, 血管新生などに関与している (図1)。

大腸がんにおける *RAS* 変異の頻度

RAS の点突然変異は大腸がんの発生初期に起こると報告されており, 大腸がんの病期に関わらず一定の頻度で検出される (表1)。*KRAS* エクソン 2 (コドン 12, 13) 変異の頻度は大腸がんの約 35〜40% であり, 欧米と本邦の報告で差を認めない。*KRAS* エクソン 2 野生型における, *KRAS* エクソン 3, 4, *NRAS* エクソン 2, 3 変異の頻度はそれぞれ約 3〜6%, *NRAS* エクソン 4 変異は 1% 未満, 合わせて約 20% (大腸がん全体の 10〜15%) である (Appendix 表 1)。

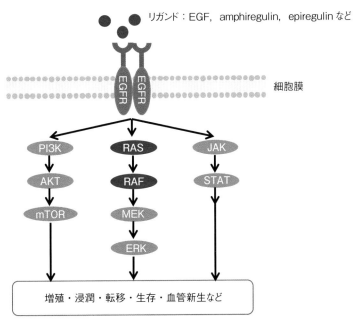

EGFR はリガンド刺激により下流の PI3K/AKT/mTOR，RAS/RAF，JAK/STAT 経路を活性化し，がん細胞の生存・増殖などに関わる。抗 EGFR 抗体薬セツキシマブとパニツムマブは，それぞれ EGFR に対するマウス/ヒトキメラ型 IgG1 サブクラスモノクローナル抗体薬と完全ヒト型 IgG2 サブクラスモノクローナル抗体薬で，ともに EGFR の細胞外ドメインの抗原エピトープに結合し，リガンドと受容体の結合を阻害することで細胞増殖抑制を生じる。切除不能進行再発大腸がんを対象とした臨床試験で有効性が認められ，本邦ではセツキシマブが 2008 年に，パニツムマブが 2010 年に保険適用となった。しかし EGFR を介したシグナル経路の下流にある *RAS*，*RAF* に機能獲得型変異を有するがん細胞では，EGFR からの刺激の有無に関わらずそれぞれの変異蛋白質が MEK-ERK 経路を恒常的に活性化し細胞の生存・増殖を維持するため，抗 EGFR 抗体薬に抵抗性となる。

図 1　大腸がんと EGFR シグナル伝達経路

表 1　Stage 別 *KRAS* エクソン 2 変異の頻度

	Dukes' stage	頻度 (%)		Stage	頻度 (%)
Andreyev HJ, et al (RASCAL)[1] n＝2,721	Dukes'A	33.9	Watanabe T, et al[2] n＝5,887	Stage Ⅰ	33.1
	Dukes'B	39.8		Stage Ⅱ	37.3
	Dukes'C	38.3		Stage Ⅲ	38.1
	Dukes'D	35.8		Stage Ⅳ	37.5

3.2

基本的要件

切除不能進行再発大腸がん患者に対し，抗 EGFR 抗体薬の適応判定を目的として，一次治療開始前に *RAS* 変異検査を実施する。

推奨度

強く推奨する［SR 9 名］

RAS 変異陽性症例に対する抗 EGFR 抗体薬の治療成績

　切除不能進行再発大腸がん症例を対象に行われた抗 EGFR 抗体薬単独療法や化学療法との併用療法を標準治療と比較する複数の第Ⅲ相試験の結果から，*KRAS* エクソン 2 変異を有する患者では，抗 EGFR 抗体薬による奏効割合の上乗せや無増悪生存期間，全生存期間の延長を認めなかった。

　その後，パニツムマブに関する第Ⅲ相試験において，*KRAS* エクソン 2 以外のエクソン 3，4，*NRAS* エクソン 2，3，4 変異の有無とパニツムマブの効果に関する追加解析が行われ，*RAS* 野生型ではパニツムマブの効果が期待できる一方，*KRAS* エクソン 3，4，*NRAS* エクソン 2，3，4 のいずれかに変異を有する症例ではパニツムマブの効果が期待できないことが明らかとなった（Appendix 表 2，表 3）。さらに，*KRAS* エクソン 2 変異陽性症例とそれ以外の *KRAS/NRAS* 変異陽性症例で分けた解析でも，同様にパニツムマブの上乗せ効果が期待できない結果であった。セツキシマブのランダム化比較試験でも，*RAS* 野生型でのみセツキシマブの効果が期待できる傾向が認められた。

　このように，*KRAS* エクソン 2，3，4，*NRAS* エクソン 2，3，4 変異陽性症例は，抗 EGFR 抗体薬の利益が得られない可能性が高い。この傾向は抗 EGFR 抗体薬の種類，治療ライン，併用化学療法の有無や種類に関わらず再現性を認め，メタアナリシスでも確認されている[3]。2023 年 1 月 1 日現在，セツキシマブ，パニツムマブの添付文書には効能・効果に関連する使用上の注意として「本剤の使用に際しては臨床成績の項の内容を熟知し，本剤の有効性及び安全性を十分に理解した上で，適応患者の選択を行うこと」と記載されている。

大腸がんの治療アルゴリズムと RAS 変異検査

　大腸がんでは，右側（盲腸，上行結腸，横行結腸）で *BRAF* V600E 変異，*PIK3CA* 変異，CpG island methylator phenotype-high（CIMP-high），高頻度マイクロサテライト不安定性（microsatellite instability-high：MSI-H）の頻度が高く，左側（下行結腸，S 状結腸，直腸）で *TP53* 変異の頻度が高いなど，原発巣の部位により各遺伝子変異の頻度や遺伝子発現のパターンが異なることが指摘されていた[4]。さらに近年，*RAS* 野生型大腸がんにおいて，原発巣が左側と右側の症例で，予後や抗 EGFR 抗体薬の効果が異なることが報告されている。抗 EGFR 抗体薬の有効性を検討した過去の 6 つの大規模臨床試験（CRYSTAL 試験，FIRE-3 試験，CALGB80405 試験，PRIME 試験，PEAK 試験，20050181 試験）のデータを統合した解析では，*RAS* 野生型の右側大腸がんは全生存期間，無増悪生存期間，奏効割合全てにおいて左側大腸がんより不良であり，*RAS* 野生型の左側大腸がんは全生存期間，無増悪生存期間において有意に抗 EGFR 抗体薬の上乗せ効果がある一方，右側大腸がんは抗 EGFR 抗体薬の上乗せ効果が認められないことが報告された[5]。本邦で行われた第Ⅲ相試験（PARADIGM 試験）において，*RAS* 野生型の左側大腸がん一次治療では，パニツムマブ併用群ではベバシズマブ併用群と比較して全生存期間の延長が前向きに検証され，右側大腸がんでは差が認められなかった[6]。

　2022 年 1 月に刊行された「大腸癌治療ガイドライン医師用 2022 年版」[7]や ESMO の Pan-Asian adapted ESMO consensus guidelines[8]では，一次治療開始前に MSI，*RAS*，*BRAF* V600E 検査を行い，MSI-H を認めずかつ *RAS/BRAF* 野生型であれば，原発巣占居部位に基

表2 代表的な *RAS* 変異検査のためのコンパニオン診断薬

コンパニオン診断薬	検体	検出限界（%）	測定原理
MEBGEN™ RASKET-B Kit*	腫瘍組織	1〜5	PCR-rSSO 法
FoundationOne® CDx**	腫瘍組織	2.3	ハイブリッドキャプチャー法
OncoBEAM™ RAS CRC キット***	血漿	0.03	BEAMing 法

*KRAS/NRAS*のコドン12（G12S, G12C, G12R, G12D, G12V, G12A），コドン13（G13S, G13C, G13R, G13D, G13V, G13A），コドン59（A59T, A59G），コドン61（Q61K, Q61E, Q61L, Q61P, Q61R, Q61H），コドン117（K117N），コドン146（A146T, A146P, A146V）変異

**FoundationOne® CDx では，上記の変異はコンパニオン診断薬として結果が返却され，それ以外の *RAS* 変異は意義の確立していない新規の変異として結果が返却される。

***KRAS のコドン12（G12S, G12C, G12R, G12D, G12V, G12A），コドン13（G13D），コドン59（A59T），コドン61（Q61L, Q61R, Q61H），コドン117（K117N），コドン146（A146T, A146V）変異。*NRAS* のコドン12（G12S, G12C, G12R, G12D, G12V, G12A），コドン13（G13R, G13D, G13V），コドン59（A59T），コドン61（Q61K, Q61L, Q61R, Q61H），コドン117（K117N），コドン146（A146T）変異。

PCR-rSSO：PCR-reverse sequence specific oligonucleotide

表3 血液検体を用いた *RAS* 変異検査と組織を用いた検査との一致

	n	感度（%）	特異度(%)	一致率(%)
Grasselli J, et al[9]	146	88.9	90.2	89.7
Vidal J, et al[10]	115	96.4	90.0	93.0
Garcia-Foncillas J, et al[11]	238	92.6	94.0	93.3
Schmiegel W, et al[12]	98	90.4	93.5	91.8
Garcia-Foncillas J, et al[13]	236	86.3	92.4	89.0
Bando H, et al[14]	280	82.1	90.4	86.4

づいて左側大腸がんには標準的化学療法の FOLFOX（5-FU＋ロイコボリン＋オキサリプラチン）や FOLFIRI（5-FU＋ロイコボリン＋イリノテカン）と抗 EGFR 抗体薬の併用，右側大腸がんには標準的化学療法の FOLFOX/FOLFIRI，FOLFOXIRI（5-FU＋ロイコボリン＋オキサリプラチン＋イリノテカン）などとベバシズマブの併用が第一選択薬として記載されている。以上より，*RAS* 変異検査の結果により選択される一次治療レジメンが異なるため，切除不能進行再発大腸がん患者に対し，抗 EGFR 抗体薬の適応判定を目的として，一次治療開始前に *RAS* 変異検査を実施することを強く推奨する。

RAS 変異検査法

RAS 変異の検出には，さまざまな測定原理に基づくコンパニオン診断薬がすでに保険適用を受け，国内に広く流通しているため，これらを用いて検査を行うことが推奨される（表2）。

血液検体を用いた *RAS* 変異検査（表3）

現在，がんの遺伝子変異診断の多くは，腫瘍組織由来の DNA を用いて行われる。しかし，全ての症例で組織を採取できるわけではなく，また，組織採取時の侵襲を考えると繰返しの検査が難しいという課題がある。これらの課題を解決するために，血液検体を用いて血漿由来の DNA（circulating tumor DNA：ctDNA）を解析するためのさまざまな技術開発が行わ

れてきた。血液検体由来の微量な DNA を検出するために適した技術としてデジタル PCR 法が開発され，その一つである BEAMing 法は検出感度として 0.03% という優れた性能を示している。BEAMing 法を用いた *RAS* 変異検査キット（OncoBEAM™ RAS CRC キット）は 2016 年に欧州で CE マーク〔ヨーロッパ連合（EU）加盟国の安全基準を満たしていることを示すマーク〕を取得しており，欧州で行われた後ろ向き・前向きの臨床性能試験では，腫瘍組織を用いた *RAS* 変異検査と良好な一致を示している[9-13]。本邦で行われた臨床性能試験でも，OncoBEAM™ RAS CRC キットと腫瘍組織を用いた BEAMing 法による *RAS* 変異検査は良好な一致率が認められており[14]，「血漿から抽出したゲノム DNA 中の RAS（KRAS および NRAS）遺伝子変異の検出（セツキシマブ（遺伝子組換え）又はパニツムマブ（遺伝子組換え）の結腸・直腸癌患者への適応を判定するための補助に用いる）」を使用目的に 2019 年 7 月に薬事承認，2020 年 8 月に保険適用となった。なお，本検査の実施は，組織検体が保管されていない，もしくは経年・ホルマリン固定条件により検査に適さないなど，大腸がんの組織検体を用いた *RAS* 遺伝子検査を行うことが困難な場合に限るとされている。

コメント 1 血液検体を用いた *RAS* 変異検査のリミテーション

　腫瘍の転移臓器によって血漿中に漏出する ctDNA 量に差があり，特に肺転移単独例で検出される *RAS* 変異の変異アレル頻度（mutant allele frequency：MAF，血液中のアレル全体における変異アレルの割合）は他臓器転移と比較して低いと報告されている[13-15]。本邦と欧州で行われた OncoBEAM™ RAS CRC キットの臨床性能試験の追加解析では，肺転移単独かつ腫瘍最大径 20 mm 未満かつ病変数 10 個未満の症例では，腫瘍組織を用いた *RAS* 変異検査との全体一致率 46%，*RAS* 変異陽性一致率 30%，陰性一致率 88% と，腫瘍組織では *RAS* 変異陽性だが血液検体では *RAS* 野生型と判定されるケースが多く認められた[15]。全体一致率と *RAS* 変異陽性一致率は，腫瘍最大径 20 mm 以上または病変数 10 個以上の肺転移単独症例の結果と比べて有意に低い結果だった。腹膜転移単独例でも，腫瘍最大径 20 mm 未満では全体一致率や変異陽性一致率が低い傾向が報告されている[15]。Guardant 360 による ctDNA の *RAS/BRAF* 変異解析でも，肺転移単独または腹膜転移単独例では腫瘍組織を用いた解析との一致率が低く，*RAS* 変異の MAF が検出感度限界以下となる症例が多く認められた[16]。以上より，肺転移単独例や腹膜転移単独例では，腫瘍組織に *RAS* 変異が存在しても血液検体を用いた解析では野生型と判定される（偽陰性となる）可能性があり，結果の解釈に留意する必要がある。

サイドメモ 1 *KRAS* G12C 変異

　KRAS G12C 変異は，切除不能進行再発大腸がんの約 3% に認められ[17]，大腸がんで検出される *RAS* 変異の中でも比較的稀な変異である。*RAS* 変異陽性大腸がんは *RAS* 野生型と比べて全生存期間が短く[18]，*KRAS* G12C 変異症例は *RAS* 変異陽性例の中でも予後不良と報告されている[17]。*KRAS* G12C 選択的阻害薬ソトラシブは，切除不能進行再発の非小細胞肺がんに対する第 I / II 相試験（CodeBreaK100 試験）で奏効割合 37.1% と報告され[19]，*KRAS* G12C 変異陽性の切除不能進行再発の非小細胞肺がんに対して 2022 年 4 月に保険適用となった。一方で，CodeBreaK100 試験の切除不能進行大腸がんのコホートでは，事前に設定された期待奏効割合 20% に対して奏効割合は 9.7%（62 例中 6 例）であった[20]。大腸がんでは，EGFR シグナル伝達経路の亢進が *KRAS* G12C 阻害薬の一次耐性の原因の一つとして考えられてお

り[21]，抗 EGFR 抗体薬との併用療法の治療開発が行われている。*KRAS* G12C 変異陽性の切除不能進行再発大腸がんに対するソトラシブとパニツムマブ併用療法の第Ⅰb相試験（Code-BreaK101 subprotocol H）では，確定奏効割合 15.4%（26 例中 4 例）と報告され[22]，*KRAS* G12C 選択的阻害薬 adagrasib とセツキシマブの第Ⅰ/Ⅱ相試験（KRYSTAL-1 試験）では，未確定の部分奏効を含めた奏効割合は併用療法で 43%（28 例中 12 例），adagrasib 単独療法で 22%（45 例中 10 例）と報告されている[23]。*KRAS* G12C 変異陽性大腸がんに対する *KRAS* G12C 阻害薬と抗 EGFR 抗体薬の併用療法の有用性については，現在，ランダム化比較試験（CodeBreaK300 試験，KRYSTAL-10 試験）が進行中である。

サイドメモ2 *KRAS/NRAS* コドン 12，13，59，61，117，146 以外の *RAS* 変異の取扱い

　　RAS 変異のうち，抗 EGFR 抗体薬の治療効果と負の相関が示されているのは，*KRAS/NRAS* 変異のホットスポットであるコドン 12，13，59，61，117，146 の変異である。一方で，次世代シークエンス（NGS）による包括的ゲノムプロファイリング検査では，稀ではあるが上記のコドン以外の *RAS* 変異が検出されうる。切除不能進行再発大腸がんの組織検体を用いた2つの後ろ向き研究（n＝18,270，n＝9,485）では，ホットスポット以外の *RAS* 変異の頻度は 0.9〜1.2% で，全生存期間は *RAS* 野生型と比較して短く，*RAS* ホットスポット変異と同程度と報告されている[24,25]。治療情報が得られた非典型 *RAS* 変異 6 症例のうち，前臨床で MAPK 経路の活性化変異と判明している変異 4 例ではいずれも抗 EGFR 抗体薬による奏効を認めず，奏効例は意義不明の変異 1 例のみだった[24]。非典型 *RAS* 変異が検出された患者に対する抗 EGFR 抗体薬の効果については臨床データが乏しく，一律に抗 EGFR 抗体薬投与の適応を否定できないため，①検出された変異が活性化型変異かどうか，②検出された *RAS* 変異に対し抗 EGFR 抗体薬投与が行われた既存の患者報告，③抗 EGFR 抗体薬の副作用，④抗 EGFR 抗体薬以外の治療選択肢があるか，などを勘案して総合的に判断する。

サイドメモ3 その他の *RAS* 変異検査法

　　表2のコンパニオン診断薬以外にも *RAS* 変異検査の開発が行われている。腫瘍組織検体を用いリアルタイム PCR 法を測定原理とする Idylla™ KRAS 遺伝子変異検出キットと Idylla™ BRAF/NRAS 遺伝子変異検出キットは，臨床性能試験で MEBGEN™ RASKET-B kit と全体一致率 95.3% と報告され[26]，2023 年 1 月 1 日現在，製造販売承認申請中である。本検査は，専用カートリッジと測定器を用い，ホルマリン固定パラフィン包埋（FFPE）切片の前処理から結果取得までの全プロセスを全自動で行う。このため，自施設の検査室で測定が可能であり，検査結果報告までの時間が短いことが利点である。

表4　切除可能大腸がん患者における *RAS* 変異の有無による再発割合

	Stage	*RAS*	n	5年RFS（%）	HR	5年OS（%）	HR
CALGB89803[30]	Ⅲ	*KRAS* WT	330	64	0.97	75	0.90
		KRAS MT	178	66	（*p*＝0.84）	73	（*p*＝0.56）
PETACC-3, EORTC40993, SAKK 60-00[31]	Ⅱ/Ⅲ	*KRAS* WT	818	—	1.05	—	1.09
		KRAS MT	481	—	（*p*＝0.66）	—	（*p*＝0.48）
N0147[32]	Ⅲ	*KRAS* WT	1,479	77*	1.50 （*p*＜0.0001）	—	—
		KRAS MT	779 220	68（コドン12）* 67（コドン13）*	1.46 （*p*＝0.0035）		
PETACC-8[33]	Ⅲ	*KRAS* WT	1,019	—	1.56**	—	—
		KRAS MT	638	—	（*p*＜0.001）		

WT：野生型，MT：変異陽性，RFS：無再発生存，HR：ハザード比，OS：全生存
*3年RFS，**再発までの期間のHRを記載

基本的要件

切除可能進行再発大腸がん患者に対し，再発リスクに応じた治療選択を目的として，補助化学療法開始前に *RAS* 変異検査を実施する。

推奨度

推奨する［SR 2名，R 7名］

切除可能進行再発大腸がん患者における *RAS* 変異の臨床的意義

　　Stage Ⅲ結腸がんの術後補助療法として，FOLFOX療法とFOLFOX＋セツキシマブ併用療法を比較した2つの第Ⅲ相試験が行われたが，*KRAS*エクソン2野生型においてもセツキシマブ併用による無再発生存期間，全生存期間の延長は認められなかった[27,28]。また，切除可能同時性・異時性肝転移症例に対する術前術後化学療法へのセツキシマブの上乗せ効果を検証した第Ⅲ相試験では，セツキシマブ併用による有効性は認められず，むしろ無増悪生存期間はセツキシマブ併用群で不良な傾向にあった[29]。以上より，切除可能進行再発大腸がんに対するセツキシマブの有効性は示されていない。

　　切除可能進行再発大腸がんで *RAS* 変異が予後因子であるかについて，Stage Ⅱ/Ⅲ結腸がんを対象とした補助療法に関する第Ⅲ相試験の追加解析では，*KRAS* 変異の有無により無再発生存期間，全生存期間に差を認めなかったとする報告と[30,31]，*KRAS* 変異陽性症例が有意に予後不良であったとする報告[32-34]が混在している（**表4**）。Stage Ⅱ/Ⅲ大腸がんを対象とした補助療法に関する第Ⅲ相試験の追加解析を集めたメタアナリシスでは，試験ごとに結果のばらつきを認めるものの，全体として *KRAS* 変異陽性症例では無再発生存期間，全生存期間が有意に短い結果であった（無再発生存期間；pooled HR 1.36，95%CI 1.15-1.61，*p*＜0.001，全生存期間；pooled HR 1.27，95%CI 1.03-1.55，*p*＝0.03）[35]。また，*KRAS* 変異がStage Ⅱ/Ⅲ結腸がん切除後の肺転移再発と関連していることが報告されている[36]。その他，肝転移などの転移巣切除症例において *RAS* 変異陽性症例は *RAS* 野生型症例より無再発生存期間や全生存期間が短いことも報告されている[37]。このように，*RAS* 変異は切除可能進行再発大腸が

んにおいて予後不良因子とする報告が多く，現状で治療薬の選択に直接影響しないものの，切除可能進行再発大腸がん患者に *RAS* 変異検査を行うことはその後の治療方針決定の参考になることから推奨される。

3.4

基本的要件

切除不能進行再発大腸がん患者に対し，抗 EGFR 抗体薬再投与の適応判定を目的として，血液検体を用いた *RAS* 変異検査を実施する。

推奨度

強く推奨する［SR 8 名，R 1 名］

抗 EGFR 抗体薬による *RAS* の獲得変異

抗 EGFR 抗体薬を含む化学療法後には，治療前には認められなかった *RAS* 変異や *EGFR* の細胞外ドメインの病的変異，MAPK 経路の活性化変異などが検出されることがあり，これらは抗 EGFR 抗体薬の獲得耐性の一因と考えられている[38]。抗 EGFR 抗体薬を含まない化学療法後に腫瘍の *RAS* 変異の状態が変化することは極めて稀である[39]。一方で，抗 EGFR 抗体薬投与後に *RAS* 変異を検出することがあり，新規に検出された *RAS* 変異は抗 EGFR 抗体薬による腫瘍のクローン選択で *RAS* 変異型のクローンが優勢となった結果を反映していると考えられる[40,41]。獲得耐性として出現した *RAS* 変異を ctDNA により経時的に評価すると，変異クローンは抗 EGFR 抗体薬未投与の時間経過とともに減衰する[42]。

抗 EGFR 抗体薬再投与の適応判定における *RAS* 変異検査の意義

抗 EGFR 抗体薬に不応の切除不能進行再発大腸がんを対象に，一定期間抗 EGFR 抗体薬を含まない治療を行った後，再度抗 EGFR 抗体薬の投与を行う治療法（リチャレンジ療法）の開発が行われている。リチャレンジ療法の直前に採取した血液検体の ctDNA での *RAS* 変異の有無が，リチャレンジ療法の効果予測因子となる可能性が報告されている。前治療の抗 EGFR 抗体薬に不応の患者のうち，リチャレンジ療法開始前の ctDNA で *RAS* 変異が検出されなかった患者では，三次治療以降での抗 EGFR 抗体薬を含む治療の奏効割合は 0〜30.8% だった（**表5**）。一方，*RAS* 変異が検出された患者での奏効例は CAVE 試験[46]における 1 例（5.3%）のみで，他の試験では奏効例は報告されていない（**表5**）。小規模ながら複数の後ろ向き・前向き試験で同様の傾向が示されており，リチャレンジ療法開始前に採取された ctDNA での *RAS* 変異の有無は，リチャレンジ療法の治療効果予測因子となることが示唆される。これらの結果から，血液検体を用いた *RAS* 変異検査は抗 EGFR 抗体薬リチャレンジ療法の適応判定に有用であると考えられる。

しかし，リチャレンジ療法の治療効果予測として *RAS* 変異の適切な評価時期は現時点で明確にされていない。既報の多くがリチャレンジ療法開始直前に採取した検体で *RAS* を評価しているが，初回の抗 EGFR 抗体薬に不応となった時点での *RAS* 変異の有無がその後のリチャレンジ療法の治療効果と関連する可能性も報告されている[48]。さらに，ctDNA による

表5 抗 EGFR 抗体薬のリチャレンジ療法の治療効果

	治療ライン	レジメン	再投与時の遺伝子変異		n	RR (%)	PFS (M)	HR	OS (M)	HR
CRICKET[43]	3	セツキシマブ+イリノテカン	RAS/BRAF	WT	13	30.8	4.0	0.44 (p=0.03)	12.5	0.58 (p=0.24)
				MT	12	0	1.9		5.2	
E-Rechallenge[44]	≥3	セツキシマブ+イリノテカン	RAS/BRAF/EGFR	WT	12	25	111 days	—	—	—
				MT	12	0	84 days		—	
JACCRO CC-08/09AR[45]	3/4	セツキシマブ/パニツムマブ	RAS	WT	10	0	4.7	0.16 (p=0.01)	16.0	0.08 (p=0.003)
				MT	6	0	2.3		3.8	
CAVE[46]	≥3	セツキシマブ+アベルマブ	RAS/BRAF/EGFR	WT	48	8.3	4.1	0.42 (p=0.004)	17.3	0.49 (p=0.02)
				MT	19	5.3	3.0		10.4	
CHRONOS[47]	≥3	パニツムマブ	RAS/BRAF/EGFR	WT	27	30*	16 weeks	—	55 weeks	—
PURSUIT[48]	≥3	パニツムマブ+イリノテカン	RAS	WT	50	14	3.6	—	—	—
NCT03087071[49]	≥3	パニツムマブ	RAS/BRAF/EGFR/MAP2K1	WT	33	18	4.1		10.9	
		パニツムマブ+トラメチニブ		MT	20	0	2.1		5.9	

WT：野生型，MT：変異陽性，RR：奏効割合，PFS：無増悪生存期間，M：month，HR：ハザード比，OS：全生存期間，
*未確定の部分奏効2例を含む

RAS 変異解析において，治療効果予測のために適したカットオフ値（MAF 0.1%など）は現時点では不明であり，今後知見の蓄積を待つ必要がある。

このように，RAS 変異の適切な評価時期や MAF の適切なカットオフ値など未だ議論の余地はあるものの，血液検体を用いた RAS 変異検査によるモニタリングは，抗 EGFR 抗体薬のリチャレンジ療法を検討する際の適応を決めるために有用と考えられることから，強く推奨される。抗 EGFR 抗体薬のリチャレンジ療法の臨床的有用性について複数の試験で報告されているが，現在，ランダム化比較試験（AIO-KRK-0114 試験，PARERE 試験）による検証が進行中である。

サイドメモ1 RAS 変異陽性症例における血液検体を用いた RAS 変異検査の意義

腫瘍組織もしくは血液検体を用いた検査で RAS 変異陽性と判定された大腸がんが，治療経過中に RAS 野生型に転換する現象（NeoRAS）が報告されている。切除不能進行再発大腸がんに対し定期的に血液検体を採取し ctDNA の解析を行った前向き観察研究では，治療経過とともに RAS 変異が検出されなくなり，かつ治療前に検出された APC や TP53 などの変異クローンが検出される場合を RAS 野生型（NeoRAS）と定義したところ，NeoRAS は RAS 変異陽性大腸がん症例の2~8%で観察された[50]。本検討では，NeoRAS 症例で検出されたベースラインの RAS 変異の MAF 値は低い傾向にあり，サブクローンだったと考えられている[50]。そのほか，原発巣の組織検体では RAS 変異陽性だがフッ化ピリミジンを含む化学療法後に採取された血液検体で RAS 野生型と判定された患者に対し，セツキシマブと FOLFIRI 併用療法を行ったパイロット試験では，9例中5例で完全奏効/部分奏効と判定され，無増悪

生存期間中央値は 9.0 カ月（95％CI 4.7-13.3）と報告されている[51]。このように，治療前の腫瘍組織で *RAS* 変異陽性であっても，血液検体を用いた *RAS* 検査でモニタリングすることが治療変更に有用な可能性がある。NeoRAS 症例に対する抗 EGFR 抗体薬の有用性については，現在，臨床試験が実施されている。

【参考文献】

1) Andreyev HJ, Norman AR, Cunningham D, et al：Kirsten ras mutations in patients with colorectal cancer：the multicenter "RASCAL" study. J Natl Cancer Inst 90：675-84, 1998

2) Watanabe T, Yoshino T, Uetake H, et al：KRAS mutational status in Japanese patients with colorectal cancer：results from a nationwide, multicenter, cross-sectional study. Jpn J Clin Oncol 43：706-12, 2013

3) Sorich MJ, Wiese MD, Rowland A, et al：Extended RAS mutations and anti-EGFR monoclonal antibody survival benefit in metastatic colorectal cancer：a meta-analysis of randomized, controlled trials. Ann Oncol 26：13-21, 2015

4) Loree JM, Pereira AAL, Lam M, et al：Classifying Colorectal Cancer by Tumor Location Rather than Sidedness Highlights a Continuum in Mutation Profiles and Consensus Molecular Subtypes. Clin Cancer Res 24：1062-72, 2018

5) Arnold D, Lueza B, Douillard JY, et al：Prognostic and predictive value of primary tumour side in patients with RAS wild-type metastatic colorectal cancer treated with chemotherapy and EGFR directed antibodies in six randomized trials. Ann Oncol 28：1713-29, 2017

6) Yoshino T, Uetake H, Tsuchihara K, et al：PARADIGM study：A multicenter, randomized, phase Ⅲ study of mFOLFOX6 plus panitumumab or bevacizumab as first-line treatment in patients with *RAS*（*KRAS/NRAS*）wild-type metastatic colorectal cancer. Journal of Clinical Oncology 39（3_suppl）：85-85, 2021

7) 大腸癌研究会編：大腸癌治療ガイドライン 医師用 2022 年版．金原出版，2022

8) Yoshino T, Arnold D, Taniguchi H, et al：Pan-Asian adapted ESMO consensus guidelines for the management of patients with metastatic colorectal cancer：a JSMO-ESMO initiative endorsed by CSCO, KACO, MOS, SSO and TOS. Ann Oncol 29：44-70, 2018

9) Grasselli J, Elez E, Caratù G, et al：Concordance of blood- and tumor-based detection of RAS mutations to guide anti-EGFR therapy in metastatic colorectal cancer. Ann Oncol 28：1294-301, 2017

10) Vidal J, Muinelo L, Dalmases A, et al：Plasma ctDNA RAS mutation analysis for the diagnosis and treatment monitoring of metastatic colorectal cancer patients. Ann Oncol 28：1325-32, 2017

11) García-Foncillas J, Alba E, Aranda E, et al：Incorporating BEAMing technology as a liquid biopsy into clinical practice for the management of colorectal cancer patients：an expert taskforce review. Ann Oncol 28：2943-9, 2017

12) Schmiegel W, Scott RJ, Dooley S, et al：Blood-based detection of RAS mutations to guide anti-EGFR therapy in colorectal cancer patients：concordance of results from circulating tumor DNA and tissue-based RAS testing. Mol Oncol 11：208-19, 2017

13) García-Foncillas J, Tabernero J, Élez E, et al：Prospective multicenter real-world RAS mutation comparison between OncoBEAM-based liquid biopsy and tissue analysis in metastatic colorectal cancer. Br J Cancer 119：1464-70, 2018

14) Bando H, Kagawa Y, Kato T, et al：A multicentre, prospective study of plasma circulating tumour DNA test for detecting RAS mutation in patients with metastatic colorectal cancer. Br J Cancer 120：982-6, 2019

15) Kagawa Y, Elez E, García-Foncillas J, et al：Combined Analysis of Concordance between Liquid and Tumor Tissue Biopsies for RAS Mutations in Colorectal Cancer with a Single Metastasis Site：The METABEAM Study. Clin Cancer Res 27：2515-22, 2021

16) Bando H, Nakamura Y, Taniguchi H, et al：Effects of Metastatic Sites on Circulating Tumor DNA in Patients With Metastatic Colorectal Cancer. JCO Precis Oncol 6：e2100535, 2022

17) Henry JT, Coker O, Chowdhury S, et al：Comprehensive Clinical and Molecular Characterization of *KRAS*[G12C]-Mutant Colorectal Cancer. JCO Precis Oncol 5：PO.20.00256, 2021

18) Modest DP, Ricard I, Heinemann V, et al：Outcome according to KRAS-, NRAS- and BRAF-mutation as well as KRAS mutation variants：pooled analysis of five randomized trials in metastatic colorectal cancer by the AIO colorectal cancer study group. Ann Oncol 27：1746-53, 2016

19) Skoulidis F, Li BT, Dy GK, et al：Sotorasib for Lung Cancers with KRAS p.G12C Mutation. N Engl J Med 384：2371-81, 2021

20) Fakih MG, Kopetz S, Kuboki Y, et al：Sotorasib for previously treated colorectal cancers with KRAS[G12C] mutation (CodeBreaK100)：a prespecified analysis of a single-arm, phase 2 trial. Lancet Oncol 23：115-24, 2022

21) Amodio V, Yaeger R, Arcella P, et al：EGFR Blockade Reverts Resistance to KRAS[G12C] Inhibition in Colorectal Cancer. Cancer Discov 10：1129-39, 2020

22) Fakih M, Falchook GS, Hong DS, et al：434P-CodeBreaK 101 subprotocol H：Phase Ⅰb study evaluating combination of sotorasib (Soto), a KRASG12C inhibitor, and panitumumab (PMab), an EGFR inhibitor, in advanced KRAS p.G12C-mutated colorectal cancer (CRC). Annals of Oncology 32 (suppl_5)：S530-S582, 2021

23) Weiss J, Yaeger RD, Johnson ML, et al：LBA6-KRYSTAL-1：Adagrasib (MRTX849) as monotherapy or combined with cetuximab (Cetux) in patients (Pts) with colorectal cancer (CRC) harboring a KRASG12C mutation. Annals of Oncology 32 (suppl_5)：S1283-S1346, 2021

24) Pietrantonio F, Yaeger R, Schrock AB, et al：Atypical *RAS* Mutations in Metastatic Colorectal Cancer. JCO Precis Oncol 3：1-11, 2019

25) Loree JM, Wang Y, Syed MA, et al：Clinical and Functional Characterization of Atypical *KRAS/NRAS* Mutations in Metastatic Colorectal Cancer. Clin Cancer Res 27：4587-98, 2021

26) Makutani Y, Sakai K, Yamada M, et al：Performance of Idylla[TM] RAS-BRAF mutation test for formalin-fixed paraffin-embedded tissues of colorectal cancer. Int J Clin Oncol 27：1180-7, 2022

27) Alberts SR, Sargent DJ, Nair S, et al：Effect of oxaliplatin, fluorouracil, and leucovorin with or without cetuximab on survival among patients with resected stage Ⅲ colon cancer：a randomized trial. JAMA 307：1383-93, 2012

28) Taieb J, Tabernero J, Mini E, et al；PETACC-8 Study Investigators：Oxaliplatin, fluorouracil, and leucovorin with or without cetuximab in patients with resected stage Ⅲ colon cancer (PETACC-8)：an open-label, randomised phase 3 trial. Lancet Oncol 15：862-73, 2014

29) Primrose J, Falk S, Finch-Jones M, et al：Systemic chemotherapy with or without cetuximab in patients with resectable colorectal liver metastasis：the New EPOC randomised controlled trial. Lancet Oncol 15：601-11, 2014

30) Ogino S, Meyerhardt JA, Irahara N, et al；Cancer and Leukemia Group B；North Central Cancer Treatment Group；Canadian Cancer Society Research Institute；Southwest Oncology Group：KRAS mutation in stage Ⅲ colon cancer and clinical outcome following intergroup trial CALGB 89803. Clin Cancer Res 15：7322-9, 2009

31) Roth AD, Tejpar S, Delorenzi M, et al：Prognostic role of KRAS and BRAF in stage Ⅱ and Ⅲ resected colon cancer：results of the translational study on the PETACC-3, EORTC 40993, SAKK 60-00 trial. J Clin Oncol 28：466-74, 2010

32) Yoon HH, Tougeron D, Shi Q, et al；Alliance for Clinical Trials in Oncology：KRAS codon 12 and 13 mutations in relation to disease-free survival in BRAF-wild-type stage Ⅲ colon cancers from an adjuvant chemotherapy trial (N0147 alliance). Clin Cancer Res 20：3033-43, 2014

33) Blons H, Emile JF, Le Malicot K, et al：Prognostic value of KRAS mutations in stage Ⅲ colon cancer：post hoc analysis of the PETACC8 phase Ⅲ trial dataset. Ann Oncol 25：2378-85, 2014

34）Shida D, Kuchiba A, Shibata T, et al：The genomic landscape and its prognostic significance for stage Ⅲ colorectal cancer in Japan：An ancillary study of JCOG0910 trial—JCOG1506A1. Journal of Clinical Oncology 37（15_suppl）：3607-3607, 2019

35）Formica V, Sera F, Cremolini C, et al：KRAS and BRAF Mutations in Stage Ⅱ and Ⅲ Colon Cancer：A Systematic Review and Meta-Analysis. J Natl Cancer Inst 114：517-27, 2022

36）Tie J, Lipton L, Desai J, et al：KRAS mutation is associated with lung metastasis in patients with curatively resected colorectal cancer. Clin Cancer Res 17：1122-30, 2011

37）Schirripa M, Bergamo F, Cremolini C, et al：BRAF and RAS mutations as prognostic factors in metastatic colorectal cancer patients undergoing liver resection. Br J Cancer 112：1921-8, 2015

38）Strickler JH, Loree JM, Ahronian LG, et al：Genomic Landscape of Cell-Free DNA in Patients with Colorectal Cancer. Cancer Discov 8：164-73, 2018

39）Kawamoto Y, Tsuchihara K, Yoshino T, et al：KRAS mutations in primary tumours and post-FOLFOX metastatic lesions in cases of colorectal cancer. Br J Cancer 107：340-4, 2012

40）Goldberg RM, Montagut C, Wainberg ZA, et al：Optimising the use of cetuximab in the continuum of care for patients with metastatic colorectal cancer. ESMO Open 3：e000353, 2018

41）Van Emburgh BO, Arena S, Siravegna G, et al：Acquired RAS or EGFR mutations and duration of response to EGFR blockade in colorectal cancer. Nat Commun 7：13665, 2016

42）Parseghian CM, Loree JM, Morris VK, et al：Anti-EGFR-resistant clones decay exponentially after progression：implications for anti-EGFR re-challenge. Ann Oncol 30：243-9, 2019

43）Cremolini C, Rossini D, Dell'Aquila E, et al：Rechallenge for Patients With RAS and BRAF Wild-Type Metastatic Colorectal Cancer With Acquired Resistance to First-line Cetuximab and Irinotecan：A Phase 2 Single-Arm Clinical Trial. JAMA Oncol 5：343-50, 2019

44）Osawa H, Shinozaki E, Nakamura M, et al：5820-Phase Ⅱ Study of Cetuximab Rechallenge in Patients with RAS Wild-Type metastatic Colorectal Cancer：E-Rechallenge Trial. Annals of Oncology 29（suppl_8）：viii150-viii204, 2018

45）Sunakawa Y, Nakamura M, Ishizaki M, et al：*RAS* Mutations in Circulating Tumor DNA and Clinical Outcomes of Rechallenge Treatment With Anti-EGFR Antibodies in Patients With Metastatic Colorectal Cancer. JCO Precis Oncol 4：898-911, 2020

46）Martinelli E, Martini G, Famiglietti V, et al：Cetuximab Rechallenge Plus Avelumab in Pretreated Patients With RAS Wild-type Metastatic Colorectal Cancer：The Phase 2 Single-Arm Clinical CAVE Trial. JAMA Oncol 7：1529-35, 2021

47）Sartore-Bianchi A, Pietrantonio F, Lonardi S, et al：Circulating tumor DNA to guide rechallenge with panitumumab in metastatic colorectal cancer：the phase 2 CHRONOS trial. Nat Med 28：1612-8, 2022

48）Kagawa Y, Kotani D, Bando H, et al：Plasma *RAS* dynamics and anti-EGFR rechallenge efficacy in patients with *RAS/BRAF* wild-type metastatic colorectal cancer：REMARRY and PURSUIT trials. Journal of Clinical Oncology 40（16_suppl）：3518-3518, 2022

49）Megerdichian-Parseghian C, Vilar-Sanchez E, Sun R, et al：Phase 2 study of anti-EGFR rechallenge therapy with panitumumab with or without trametinib in advanced colorectal cancer. Journal of Clinical Oncology 40（16_suppl）：3520-3520, 2022

50）Henry J, Willis J, Megerdichian-Parseghian C, et al：NeoRAS：Incidence of RAS reversion from RAS mutated to RAS wild type. Journal of Clinical Oncology 38（4_suppl）：180-180, 2020

51）Bouchahda M, Saffroy R, Karaboué A, et al：Undetectable *RAS*-Mutant Clones in Plasma：Possible Implication for Anti-EGFR Therapy and Prognosis in Patients With *RAS*-Mutant Metastatic Colorectal Cancer. JCO Precision Oncology 4：1070-9, 2020

4 *BRAF* 変異検査

4.1 背景

BRAF の機能と *BRAF* 変異

　RAF は ARAF, BRAF, CRAF の 3 つのアイソフォームより構成される[1]。BRAF 蛋白質は 766 個のアミノ酸から成る約 74 kDa のセリンスレオニンキナーゼであり, EGFR などの受容体型チロシンキナーゼにより活性化された RAS からシグナル伝達が行われ, 下流の MEK-ERK 経路を活性化することにより, 細胞増殖や生存に関わる（第 3 章 *RAS* 変異検査/図 1 を参照）[2]。*BRAF* は, 7 番染色体に位置し, 18 のエクソンから成る。2002 年, ヒトのがんで *BRAF* 変異が認められることが初めて報告され, 悪性黒色腫（43%）, 甲状腺がん（27%）, 胆道がん（14%）などで頻度が高いことが知られている[3]。大腸がんにおける *BRAF* 変異の頻度は, COSMIC データベース（v96）によれば 12.4%であり, エクソン 15 領域の 1,799 番目のチミンがアデニンへ変異し（c.1799T＞A）, コドン 600 のバリンがグルタミン酸となる V600E 変異（p.V600E）が多い。近年, 次世代シークエンサーの普及に伴い, V600E 変異以外の変異（*BRAF* non-V600E 変異）に関する報告も相次いでおり, 変異 BRAF 蛋白のキナーゼ活性によって, class 1 から class 3 の 3 つのサブタイプ（図 1）に分類することが提唱されているが[4], 本章では, V600E 変異（class 1）に関してのみ記載する。

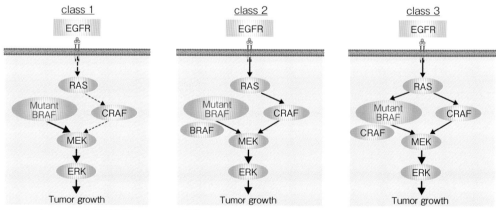

class 1 は, BRAF 変異蛋白質のキナーゼ活性が極めて高く, 単量体の変異 BRAF が直接下流シグナルを活性化する。一方, class 2 におけるキナーゼ活性は軽度の上昇であり, CRAF を介したシグナル経路とあわせて, 下流のシグナルが活性化する。class 3 では, キナーゼ活性がむしろ低下しており, そのため, 野生型の BRAF または CRAF と二量体を形成し, その二量体が上流のシグナルにより活性化されることで, シグナル伝達が行われる。

図 1　*BRAF* 変異の class 分類

表1 患者背景別の *BRAF* V600E の頻度[8]

患者背景		n	頻度（%）	オッズ比
性別	男性	6,186	8.0	1.71
	女性	5,489	13.7	(1.42-2.07)
年齢	60歳未満	1,351	6.7	2.29
	60歳以上	1,631	18.6	(1.13-4.61)
原発巣部位	左側結腸～直腸	5,806	4.8	4.85
	右側結腸	4,007	21.6	(3.59-6.56)
診断時病期	I／II	1,806	8.0	1.59
	III／IV	2,630	11.6	(1.16-2.17)
分化度	高～中分化	4,257	8.0	3.89
	低分化	766	25.6	(2.94-5.17)
粘液癌成分の有無	なし	2,134	8.1	2.99
	あり	392	19.4	(2.20-4.07)
マイクロサテライト不安定性	なし	1,371	9.3	8.18
	あり	352	38.9	(5.08-13.17)

大腸がんにおける *BRAF* V600E 変異の頻度と臨床病理学的特徴

BRAF V600E 変異は大腸がんの発生初期に起こるとされているが，その頻度は，Stage0～IIIの4%前後と比較して，StageIVでは6.9%とやや高いと報告されている[5]。その理由として，後述のように *BRAF* V600E 変異大腸がん症例は予後不良なため進行期で見つかる症例が多いことが関与していると推測される。本邦の大腸がんにおける *BRAF* V600E 変異の頻度は，4.5～6.7%と報告されており[6,7]，欧米からの報告（5～12%）と比較してやや低い。大腸がんにおける *RAS* 変異と *BRAF* V600E 変異とは相互排他的であるとされている。

また，*BRAF* V600E 変異症例は，野生型と異なる臨床病理学的特徴を有する。25研究11,955例の大腸がんを含むメタアナリシスによれば，女性，60歳以上，右側結腸原発，低分化腺がん，粘液成分あり，高頻度マイクロサテライト不安定性（MSI-H）腫瘍において *BRAF* V600E 変異の頻度が高いことが報告されている（表1）[8]。

4.2

基本的要件

切除不能進行再発大腸がん患者に対し，予後予測と，抗 EGFR 抗体薬と BRAF 阻害薬および MEK 阻害薬の適応判定を目的として，一次治療開始前に *BRAF* V600E 変異検査を実施する。

推奨度

強く推奨する［SR 9名］

切除不能進行再発大腸がん症例における *BRAF* V600E 変異の臨床的意義

BRAF V600E 変異症例は野生型と比較して予後不良であり，26研究のメタアナリシスでは全生存期間の HR は 2.25（95%CI 1.82-2.83）と報告されている。切除不能進行再発大腸がん一次化学療法症例を対象としたランダム化比較試験の統合解析でも，*BRAF* V600E 変異症

表2　*BRAF* V600E 変異陽性症例の治療成績（統合解析）

		n	PFS（M）	HR	OS（M）	HR
Venderbosch S, et al[9]	*BRAF* WT	2,813	7.7	1.34 (*p*=0.001)	17.2	1.91 (*p*=0.001)
	BRAF MT	250	6.2		11.4	
Modest DP, et al[10]	*RAS/BRAF* WT	664	10.3	2.19 (*p*<0.001)	26.9	2.99 (*p*<0.001)
	BRAF MT	74	7.4		11.7	

WT：野生型，MT：変異陽性，PFS：無増悪生存期間，HR：ハザード比，OS：全生存期間，M：month

表3　BEACON CRC 試験の治療成績[16]

	n	ORR（%）	PFS（M）	HR	OS（M）	HR
FOLFIRI（またはイリノテカン）＋セツキシマブ	221	2	1.5		5.4	
エンコラフェニブ＋セツキシマブ	220	20	4.2	0.40 (*p*<0.001)	8.4	0.60 (*p*<0.001)
エンコラフェニブ＋ビニメチニブ＋セツキシマブ	224	26	4.3	0.38 (*p*<0.001)	9.0	0.52 (*p*<0.001)

ORR：奏効割合，PFS：無増悪生存期間，HR：ハザード比，OS：全生存期間，M：month

　例の生存期間は，野生型と比較して大きく劣ることが示されている（表2）[9,10]。本邦においても，切除不能進行再発大腸がん症例の解析において，*BRAF* V600E 変異症例は予後不良であることが報告されている[6,11]。

　大腸がん一次治療として FOLFOXIRI＋ベバシズマブ療法と FOLFIRI＋ベバシズマブ療法とを比較した第Ⅲ相試験（TRIBE 試験）のサブグループ解析では，*BRAF* V600E 変異症例で特に，FOLFOXIRI＋ベバシズマブ療法による生存延長効果が大きい傾向を認めたが[12]，その後に実施された TRIBE 試験を含むメタアナリシスにおいて，その結果は再現されず，生存期間において FOLFOXIRI＋ベバシズマブ療法と FOLFOX/FOLFIRI＋ベバシズマブ療法との間に有意な差は認めなかった[13]。その結果を受けて，本邦の「大腸癌治療ガイドライン医師用 2022 年版」では，FOLFOXIRI といったいわゆる triplet レジメンと，doublet レジメンが同じ推奨度で記載されている[14]。一方で，*BRAF* V600E 変異症例に対して抗 EGFR 抗体薬を単独で上乗せすることの有効性は限定的であり，後述する通り，二次治療において BRAF 阻害薬（＋MEK 阻害薬）との併用で抗 EGFR 抗体薬が使用されることもあり，一次治療で併用する分子標的治療薬はベバシズマブが推奨されている。実際に *BRAF* V600E 変異症例を対象として，FOLFOXIRI＋ベバシズマブ療法と FOLFOXIRI＋セツキシマブ療法を比較した第Ⅱ相試験である FIRE-4.5 試験では，客観的奏効割合，生存期間ともに，ベバシズマブ群が良い傾向にあり[15]，ベバシズマブ併用を推奨する裏付けとなった。

　切除不能進行再発大腸がんに対する BRAF 阻害薬は，BEACON CRC 試験で検証された。1 レジメンまたは 2 レジメンの前治療歴のある *BRAF* V600E 変異陽性症例を対象に，エンコラフェニブ（BRAF 阻害薬）＋ビニメチニブ（MEK 阻害薬）＋セツキシマブの 3 剤群，およびエンコラフェニブ＋セツキシマブの 2 剤群を，FOLFIRI（またはイリノテカン）＋セツキシマブを対照群として比較し，3 剤群，2 剤群ともに主要評価項目である全生存期間，および無増悪生存期間，客観的奏効割合において，対照群に対する優越性が示された（表3）[16]。本結果を受け，2020 年 11 月に本邦において 3 剤および 2 剤併用療法が承認された。探索的な解析で，3 剤併用療法と 2 剤併用療法との比較で，有効性に有意差を認めなかったため，まずは 2 剤併用療法の適否を検討し，患者背景などから 3 剤併用療法を検討することが「大腸

癌治療ガイドライン医師用 2022 年版」で推奨されている[14]。

　以上より，*BRAF* V600E 変異の有無を確認することは，予後予測や，一次治療の選択，および，二次治療以降のセツキシマブ＋エンコラフェニブ（＋ビニメチニブ）の適応判定に有用であることから一次治療開始前に *BRAF* V600E 変異検査を実施することが強く推奨される。

4.3

基本的要件

切除可能進行再発大腸がん患者に対し，再発リスクに応じた治療選択を目的として，補助化学療法開始前に *BRAF* V600E 変異検査を実施する。

推奨度

推奨する［SR 6 名　R 3 名］

切除可能進行再発大腸がん症例における *BRAF* V600E 変異の臨床的意義

　近年，切除可能進行再発症例においても *BRAF* V600E 変異が強い予後不良因子であるとの報告が蓄積されてきた。StageⅡ/Ⅲ結腸がんを対象とした術後補助化学療法に関する第Ⅲ相試験のメタアナリシスでは，*BRAF* V600E 変異症例は野生型と比較して，全生存期間のHR 1.49（1.31-1.70），無病生存期間の HR 1.33（1.00-1.78）であり，さらに，MSI status で調整した HR は，全生存期間 1.67（1.37-2.04），無病生存期間 1.59（1.22-2.07）と，*BRAF* V600E 変異が有意な再発リスク因子となることが報告されている[17]。また，術後補助化学療法として 5-FU/LV（5-FU＋ロイコボリン）療法と FOLFOX 療法を比較した第Ⅲ相試験である MOSAIC 試験の全生存期間に対するサブグループ解析では，*BRAF* 野生型の HR が 0.93（0.25-1.00）である一方，*BRAF* V600E 変異症例では 0.66（0.31-1.42）と，有意差はないものの，*BRAF* V600E 変異症例ではオキサリプラチンの上乗せ効果が高い可能性が示唆されている[18]。

　また，転移巣切除もしくは局所治療が行われた Stage Ⅳ症例の前向き観察研究でも *BRAF* V600E 変異症例では，*RAS/BRAF* 野生型と比較して全生存期間の HR 3.11（1.49-6.49）と有意に予後不良であることが報告されている[19]。肝転移切除症例においては，*BRAF* V600E 変異症例で術後 1 年以内の再発症例が極めて多いと報告されており，本邦からの報告を含むメタアナリシスでも有意に治療成績が不良であることが示されている[20,21]。

　一方，切除不能および切除可能症例を含めた大腸がん 27 研究 24,067 例のメタアナリシスでは，マイクロサテライト安定（MSS）かつ *BRAF* V600 野生型と比較した，MSS かつ *BRAF* V600E 変異症例，MSI-H かつ *BRAF* V600E 変異の切除可能症例における無再発生存期間のHR はそれぞれ 1.54（1.16-2.05），0.51（0.31-0.83），切除不能症例を含めた全生存期間の HRはそれぞれ 2.02（1.71-2.39），1.32（0.94-1.87）と，*BRAF* V600E 変異の予後因子としての意義は，MSI-H と MSS で異なり，MSS 症例で，特に強い予後不良因子となることが報告されている[22]。

　このように，*BRAF* V600E 変異の有無は，切除可能症例においても特に MSS 症例で極めて強い予後不良因子である。本邦の「大腸癌治療ガイドライン医師用 2022 年版」では，治癒

切除後の補助化学療法において再発リスクを考慮してフルオロピリミジン単独療法もしくはオキサリプラチン併用療法を選択することが推奨されており，考慮すべき再発リスク因子として，*BRAF*変異の有無が挙げられている[14]。また，遠隔転移切除症例でも*BRAF*変異は予後不良因子であるため，転移巣切除の適応や補助化学療法の実施といった治療選択に影響を及ぼし得る。よって，切除可能進行再発大腸がん症例に対して*BRAF* V600E変異検査は治療選択のために有用であると考えられ，検査が推奨される。また*BRAF* V600E変異の予後因子の程度はMSI-HとMSSで大きく異なることから，ミスマッチ修復（MMR）機能欠損を判定する検査も同時に実施することが望ましい。

本邦でも，「大腸がんにおける化学療法の選択の補助」を目的として2020年4月にMEBGEN RASKET™-BキットによるBRAF V600E変異検査が，2023年1月にベンタナOptiView BRAF V600E（VE1）によるBRAF V600E変異蛋白検査が，切除可能大腸がんに対して保険適用が拡大された。

4.4

基本的要件

大腸がん患者に対し，リンチ症候群の診断の補助を目的として，*BRAF* V600E変異検査を実施する。

推奨度

強く推奨する［SR 9名］

リンチ症候群の除外診断のための *BRAF* V600E 変異検査

（リンチ症候群およびMMR検査の詳細については第6章ミスマッチ修復機能欠損を判定するための検査参照のこと）

大腸がんにおける*BRAF* V600E変異の頻度は，mismatch repair-deficient（dMMR，MSI-Hまたは免疫組織化学検査においてMMR蛋白質発現が消失）とmismatch repair-proficient（pMMR，MSSまたは免疫組織化学検査においてMMR発現が陽性）で大きく異なり，dMMRでその頻度が高い〔38.9% vs 9.3%，オッズ比8.18（5.08-13.2）〕[8]。dMMR大腸がんの中でも，散発性のdMMR大腸がんの多くはプロモーター領域のメチル化が原因とされており，例えば*MLH1*遺伝子のプロモーター領域の後天的な異常メチル化は，MLH1の発現消失を引き起こす。*BRAF* V600E変異は散発性のdMMR大腸がんで高頻度に認められ，35研究4,562例のレビューでは，リンチ症候群と考えられる大腸がんにおける*BRAF* V600E変異の頻度は1.4%，散発性と考えられるMLH1発現消失のある大腸がんでは63.5%であった[23]。このようにMSI-HもしくはMMR発現消失（特にMLH1発現消失）の場合において，*BRAF* V600E変異が認められればリンチ症候群を高確率に除外することができる。実際，欧米のリンチ症候群に関するガイドラインでも，MSI-HもしくはMLH1発現消失の場合，遺伝学的検査に進む前に*BRAF* V600E変異検査を実施することが推奨され，リンチ症候群の確定診断である遺伝学的検査が必要となる患者を減らすことができることから費用対効果の高いリンチ症候群のスクリーニング方法と考えられている[24,25]。本邦の「遺伝性大腸癌診療ガイドライン2020年版」でも，MSI-HまたはMLH1発現消失の場合には遺伝学的検査に進む前に*BRAF* V600E変異検査の実施がオプションの一つとして呈示されている[26]。

表4　本邦で承認が得られている *BRAF* 変異検査一覧

検査法名称	使用検体	検査系	対象遺伝子	BRAF 阻害薬のコンパニオン診断薬としての承認
MEBGEN RASKET™-B キット	腫瘍組織	リアルタイム PCR 法	*RAS*（exon 2, 3, 4） *BRAF* V600E	あり
FoundationOne® CDx がんゲノムプロファイル	腫瘍組織	次世代シークエンス法	324 遺伝子	なし
OncoGuide™ NCC オンコパネルシステム	腫瘍組織	次世代シークエンス法	124 遺伝子	なし
FoundationOne® Liquid CDx がんゲノムプロファイル	血液検体	次世代シークエンス法	324 遺伝子	なし
Guardant360® CDx がん遺伝子パネル	血液検体	次世代シークエンス法	74 遺伝子	なし
therascreen® BRAF V600E 変異検出キット	腫瘍組織	リアルタイム PCR 法	*BRAF* V600E	あり
ベンタナ OptiView BRAF V600E（VE1）	腫瘍組織	免疫組織化学染色法	*BRAF* V600E	なし

　以上より，大腸がん患者に対し，リンチ症候群の診断の補助を目的として，*BRAF* V600E 変異検査を実施することが強く推奨される。本邦でも，2018 年 8 月よりリンチ症候群の診断の補助として，*BRAF* V600E 変異検査が保険適用となっている。なお，大腸がん以外のがん種では，リンチ症候群の除外を目的とした *BRAF* V600E 変異検査は，臨床的意義がない，あるいは不明なため不要であることに留意する必要がある。

4.5　*BRAF* 変異検査法（表4）

　本邦では *RAS* 変異および *BRAF* V600E 変異を同時に検出する体外診断用医薬品として，2017 年 12 月に MEBGEN RASKET™-B キットが製造販売承認され，2018 年 8 月に大腸がんにおける *BRAF* V600E 変異検査が保険適用となった。また，ゲノムプロファイリング検査として薬事承認されている FoundationOne® CDx がんゲノムプロファイル，OncoGuide™ NCC オンコパネルシステムは，*BRAF* が解析対象に含まれており，検査結果の利用が可能である。また，血液検体によるゲノムプロファイリング検査として薬事承認されている FoundationOne® Liquid CDx がんゲノムプロファイルと Guardant360® CDx がん遺伝子パネルも同様に，*BRAF* V600E 変異の検出が可能である。ただし，時代が古い研究が含まれて検査系が異なるとはいえ，腫瘍組織を用いた検査と比較して，感度 0.71（0.62-0.78），特異度 0.99（0.98-0.99）と感度が劣ることを示した統合解析も存在するため[27]，注意すべきである（詳細については第 8 章リキッドバイオプシー参照のこと）。さらに，BRAF 阻害薬が承認となったこととあわせて，therascreen® *BRAF* V600E 変異検出キット RGQ も新たに薬事承認が得られており，本邦で BRAF 阻害薬のコンパニオン診断薬となっているのは，MEBGEN RASKET™-B キットと therascreen® *BRAF* V600E 変異検出キット RGQ である。

　一方，ほかの *BRAF* V600E 検査として，BRAFV600E 変異蛋白質に対する VE1 モノクローナル抗体を用いた免疫組織化学検査法（IHC 法）がある。8 研究 1,021 例の大腸がんコホートでのメタアナリシスでは，IHC 法と *BRAF* V600E 変異との一致率は 0.94（95％CI 0.87-

0.98）と報告されている[28]。また，IHC 法を用いた BRAF V600E 変異蛋白質陽性症例と野生型の予後を比較した観察研究でも，*BRAF* V600 変異が極めて強い予後不良因子であることが再現されている[29,30]。IHC 法は使用する抗体クローンや染色条件，自動免疫染色装置等により染色の程度が変わり得ることから，厳密に標準化された染色手技や試薬，判定方法を用いる必要がある。BRAF VE1 クローンの免疫染色用試薬として，ベンタナ OptiView BRAF V600E（VE1）が 2021 年 12 月薬事承認，2023 年 1 月保険適用となっており，IHC 法も BRAF V600E 変異検出法として推奨される。

【参考文献】

1）Rapp UR, Goldsborough MD, Mark GE, et al：Structure and biological activity of v-raf, a unique onco-gene transduced by a retrovirus. Proc Natl Acad Sci USA 80：4218-22, 1983

2）Chong H, Vikis HG, Guan KL：Mechanisms of regulating the Raf kinase family. Cell Signal 15：463-9, 2003

3）Schubbert S, Shannon K, Bollag G：Hyperactive Ras in developmental disorders and cancer. Nat Rev Cancer 7：295-308, 2007

4）Yaeger R, Kotani D, Mondaca S, et al：Response to Anti-EGFR Therapy in Patients with BRAF non-V600-Mutant Metastatic Colorectal Cancer. Clin Cancer Res 25：7089-97, 2019

5）Ogura T, Kakuta M, Yatsuoka T, et al：Clinicopathological characteristics and prognostic impact of colorectal cancers with NRAS mutations. Oncol Rep 32：50-6, 2014

6）Yokota T, Ura T, Shibata N, et al：BRAF mutation is a powerful prognostic factor in advanced and recurrent colorectal cancer. Br J Cancer 104：856-62, 2011

7）Nakanishi R, Harada J, Tuul M, et al：Prognostic relevance of KRAS and BRAF mutations in Japanese patients with colorectal cancer. Int J Clin Oncol 18：1042-8, 2013

8）Chen D, Huang JF, Liu K, et al：BRAFV600E mutation and its association with clinicopathological features of colorectal cancer：a systematic review and meta-analysis. PLoS One 9：e90607, 2014

9）Venderbosch S, Nagtegaal ID, Maughan TS, et al：Mismatch repair status and BRAF mutation status in metastatic colorectal cancer patients：a pooled analysis of the CAIRO, CAIRO2, COIN, and FOCUS studies. Clin Cancer Res 20：5322-30, 2014

10）Modest DP, Ricard I, Heinemann V, et al：Outcome according to KRAS-, NRAS- and BRAF-mutation as well as KRAS mutation variants：pooled analysis of five randomized trials in metastatic colorectal cancer by the AIO colorectal cancer study group. Ann Oncol 27：1746-53, 2016

11）Mitani S, Taniguchi H, Sugiyama K, et al：The impact of the Glasgow Prognostic Score on survival in second-line chemotherapy for metastatic colorectal cancer patients with *BRAF* V600E mutation. Ther Adv Med Oncol 11：1758835918820298, 2019

12）Cremolini C, Loupakis F, Antoniotti C, et al：FOLFOXIRI plus bevacizumab versus FOLFIRI plus bevacizumab as first-line treatment of patients with metastatic colorectal cancer：updated overall survival and molecular subgroup analyses of the open-label, phase 3 TRIBE study. Lancet Oncol 16：1306-15, 2015

13）Cremolini C, Antoniotti C, Stein A, et al：Individual Patient Data Meta-Analysis of FOLFOXIRI Plus Bevacizumab Versus Doublets Plus Bevacizumab as Initial Therapy of Unresectable Metastatic Colorectal Cancer. J Clin Oncol JCO2001225, 2020

14）大腸癌研究会編：大腸癌治療ガイドライン 医師用 2022 年版. 金原出版，2022

15）Stintzing S, Heinrich K, Tougeron D, et al：Randomized study to investigate FOLFOXIRI plus either bevacizumab or cetuximab as first-line treatment of BRAF V600E-mutant mCRC：The phase-Ⅱ FIRE-4.5 study（AIO KRK-0116）. J Clin Oncol：39（15_suppl）：3502-3502, 2021

16）Kopetz S, Grothey A, Yaeger R, et al：Encorafenib, Binimetinib, and Cetuximab in *BRAF* V600E-Mutated Colorectal Cancer. N Engl J Med 381：1632-43, 2019

17) Formica V, Sera F, Cremolini C, et al：KRAS and BRAF Mutations in Stage Ⅱ and Ⅲ Colon Cancer：A Systematic Review and Meta-Analysis. J Natl Cancer Inst 114：517-27, 2022

18) André T, de Gramont A, Vernerey D, et al：Adjuvant Fluorouracil, Leucovorin, and Oxaliplatin in Stage Ⅱ to Ⅲ Colon Cancer：Updated 10-Year Survival and Outcomes According to BRAF Mutation and Mismatch Repair Status of the MOSAIC Study. J Clin Oncol 33：4176-87, 2015

19) Uutela A, Osterlund E, Halonen P, et al：Resectability, conversion, metastasectomy and outcome according to RAS and BRAF status for metastatic colorectal cancer in the prospective RAXO study. Br J Cancer 127：686-94, 2022

20) Margonis GA, Buettner S, Andreatos N, et al：Association of BRAF Mutations With Survival and Recurrence in Surgically Treated Patients With Metastatic Colorectal Liver Cancer. JAMA Surg 153：e180996, 2018

21) Gau L, Ribeiro M, Pereira B, et al：Impact of BRAF mutations on clinical outcomes following liver surgery for colorectal liver metastases：An updated meta-analysis. Eur J Surg Oncol 47：2722-33, 2021

22) Yang Y, Wang D, Jin L, et al：Prognostic value of the combination of microsatellite instability and *BRAF* mutation in colorectal cancer. Cancer Manag Res 10：3911-29, 2018

23) Parsons MT, Buchanan DD, Thompson B, et al：Correlation of tumour BRAF mutations and MLH1 methylation with germline mismatch repair（MMR）gene mutation status：a literature review assessing utility of tumour features for MMR variant classification. J Med Genet 49：151-7, 2012

24) Rubenstein JH, Enns R, Heidelbaugh J, et al；Clinical Guidelines Committee：American Gastroenterological Association Institute Guideline on the Diagnosis and Management of Lynch Syndrome. Gastroenterology 149：777-82；quiz e16-7, 2015

25) Stoffel EM, Mangu PB, Gruber SB, et al；American Society of Clinical Oncology；European Society of Clinical Oncology：Hereditary colorectal cancer syndromes：American Society of Clinical Oncology Clinical Practice Guideline endorsement of the familial risk-colorectal cancer：European Society for Medical Oncology Clinical Practice Guidelines. J Clin Oncol 33：209-17, 2015

26) 大腸癌研究会 編：遺伝性大腸癌診療ガイドライン 2020 年版. 金原出版, 2020

27) Ye P, Cai P, Xie J, et al：Reliability of BRAF mutation detection using plasma sample：A systematic review and meta-analysis. Medicine（Baltimore）100：e28382, 2021

28) Pyo JS, Sohn JH, Kang G：Diagnostic Accuracy of BRAF Immunohistochemistry in Colorectal Cancer：a Meta-Analysis and Diagnostic Test Accuracy Review. Pathol Oncol Res 22：831-7, 2016

29) Kwon JH, Jeong BK, Yoon YS, et al：Utility of BRAF VE1 Immunohistochemistry as a Screening Tool for Colorectal Cancer Harboring *BRAF* V600E Mutation. J Pathol Transl Med 52：157-63, 2018

30) Nakaji Y, Oki E, Nakanishi R, et al：Prognostic value of BRAF V600E mutation and microsatellite instability in Japanese patients with sporadic colorectal cancer. J Cancer Res Clin Oncol 143：151-60, 2017

5 HER2 検査

5.1 背景

大腸がんと HER2 経路

　HER2 は EGFR チロシンキナーゼファミリーに属する 185 kDa 膜貫通型糖蛋白質受容体チロシンキナーゼであり，*ERBB2/HER2* 遺伝子は 17 番染色体長腕に位置する。HER2 には内因性のリガンドが存在しないが，細胞外ドメインにリガンドが結合したほかの HER ファミリー分子とのヘテロダイマーを形成することで細胞内チロシンキナーゼドメインの自己リン酸化を介して活性化し，下流へシグナルを伝達する。下流のシグナル経路としては EGFR と同様に RAS/RAF（MAPK）経路，PI3K/AKT/mTOR 経路などが存在する。これらの HER2 経路は正常組織では細胞分化，増殖，維持に重要な役割を果たす一方，大腸がん組織では機能亢進によりがんの増殖，アポトーシスの抑制，分化，転移などに関与している（図 1）[1-3]。

HER2 陽性大腸がんの頻度と臨床学的特徴

　大腸がんにおける免疫組織化学染色（IHC）による HER2 過剰発現，in situ hybridization（ISH）法や次世代シークエンサー（NGS）による *HER2* 増幅などの HER2 陽性の頻度は，各報告により検出方法の違いはあるものの 2〜4％ とされる（表 1）[4-8]。左側結腸および直腸原発腫瘍に多くみられ，*RAS/BRAF* 野生型の腫瘍で頻度が高い（*RAS/BRAF* 野生型では 2.1％〜5.4％，*RAS/BRAF* 変異型では 0.2〜1.4％）が，*RAS/BRAF* 変異との相互排他性はない[9,10]。本邦から報告された IHC/Fluorescence in situ hybridization（FISH）を用いた 370 例の後ろ向き研究では，HER2 陽性が全大腸がんの 4.1％，*RAS/BRAF* 野生型に限ると 7.7％ と報告された[8]。

　HER2 陽性を認める乳がん，胃がんでは，中枢神経系への転移が多いことが報告されているが[11,12]，大腸がんにおいても同様の傾向が報告されている[13]。また，女性患者では卵巣転移が多い可能性が報告されている[14]。

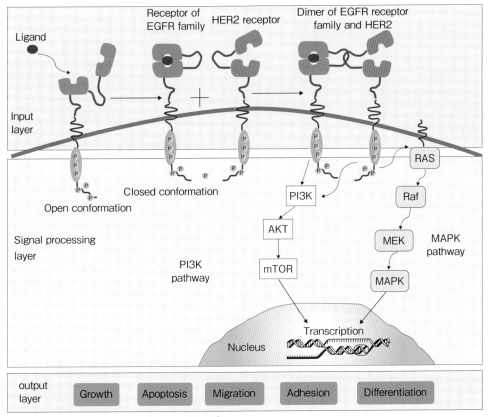

図 1　大腸がんと HER2 シグナル伝達経路[3]

表 1　HER2 過剰発現および *HER2* 増幅の割合

	検査方法	Stage	n	HER2 陽性率（%）
Marx et al[4]	IHC, FISH	Ⅰ～Ⅳ	1,851	2.5
Heppner et al[5]	IHC, CISH	Ⅰ～Ⅳ	1,645	1.6
Richman et al[6]	IHC, FISH	Ⅳ	1,342	2.2 (5.2 in *KRAS* wt)
Valtorta et al[7]	IHC, SISH	Ⅳ	304	5.6 in *KRAS* wt
Sawada et al[8]	IHC. FISH	Ⅳ	370	4.1 (7.7 in *RAS/BRAF* wt)

IHC：免疫組織化学染色，FISH：fluorescence in situ hybridization，CISH：chromogenic in situ hybridization，SISH：silver in situ hybridization，wt：野生型

5.2

基本的要件

切除不能進行再発大腸がん患者に対し，抗 HER2 療法の適応判定を目的として，抗 HER2 療法施行前に HER2 検査を実施する※。

推奨度

強く推奨する［SR 9 名］

　　※ 2023 年 1 月 1 日現在，切除不能進行再発 HER2 陽性大腸がん患者に対し承認されている，トラスツズマブ＋ペルツズマブ療法は，*RAS* 野生型の症例にのみに有効性が示されている。

表2 HER2陽性大腸がんに対する抗HER2療法の治療効果

	レジメン	検査方法	n	前治療ライン数	奏効割合(%)	PFS(m)
HERACLES[15,16]	トラスツズマブ+ラパチニブ	IHC, FISH	32	≥2	28	4.7
MyPathway[17]	トラスツズマブ+ペルツズマブ	IHC, ISH, NGS	57	≥1	32	2.9
TRIUMPH[18]	トラスツズマブ+ペルツズマブ	IHC, FISH, ctDNA	27	≥1	30	4.0
HERACLES-B[3]	トラスツズマブ+T-DM1	IHC. FISH	31	≥2	10	4.1
MOUNTAINEER[4]	トラスツズマブ+ツカチニブ	IHC, ISH, ctDNA	23	≥2	52	8.1
DESTINY-CRC 01[21]	トラスツズマブ+デルクステカン	IHC, FISH	53	≥2	45	6.9

T-DM1：トラスツズマブ エムタンシン，PFS：無増悪生存期間，m：month

大腸がんに対する抗HER2療法

　HER2陽性大腸がんに対し，複数の抗HER2療法の臨床試験の結果が報告されている（**表2**）。HERACLES-A試験では5-FU，イリノテカン，オキサリプラチンを含む治療に不応となったHER2陽性大腸がん患者に対するトラスツズマブ+ラパチニブ療法の有効性が報告され，long follow-upで奏効割合28%，無増悪生存期間4.7カ月と標準治療終了後を対象とした試験としては良好な結果であった[15,16]。

　また，臓器横断的に行われたMyPathway試験では，NGSにおいて *HER2* copy数≥6，ISH法によりHER2/CEP17比≥2.0，IHC法により強陽性（3+）のいずれかを満たした固形がんを対象に，トラスツズマブ+ペルツズマブ療法の有効性・安全性が検討され，大腸がんコホート（n=57）において，奏効合割32%，無増悪生存期間2.9カ月を示した。本試験では *RAS* statusに関わらず登録が行われたが，*RAS* 野生型の奏効割合が40%であったのに対し，*RAS* 変異型の奏効割合は8%であり，*RAS* 変異型ではトラスツズマブ+ペルツズマブ療法の治療効果が得られにくいことが示された[17]。

　本邦で行われたTRIUMPH試験は，5-FU，イリノテカン，オキサリプラチン，抗EGFR抗体薬を含む治療に不応となった *RAS* 野生型のHER2陽性大腸がんに対するトラスツズマブ+ペルツズマブ療法の有効性を検討する単群第II相試験であり，本試験では組織検体におけるIHC/FISHを用いたHER2検査においてHER2陽性（IHC 3+もしくはFISH陽性）と診断された症例に加え，リキッドバイオプシー（Guardant360® CDx）において *HER2* 増幅を認めた症例が組み入れ可能であった。プライマリーエンドポイントである組織検体におけるHER2陽性症例における奏効割合は30%，無増悪生存期間4.0カ月と良好な結果であり[18]，この結果を基に，2022年3月に本邦においてHER2陽性大腸がんに対するトラスツズマブ+ペルツズマブ療法が薬事承認された。

　大腸がん患者においてHER2検査を行う意義は，抗HER2療法の適応の有無を判定するためであり，抗HER2療法施行前にHER2検査を施行することが推奨される。また，検査の対象としては，TRIUMPH試験における適格基準は *RAS* 野生型に限られており，2023年1月

表3　HER2 陽性大腸がんに対する抗 EGFR 抗体薬の治療効果

	治療	群	n	奏効割合(%)	PFS (m)	p 値
Sartore-Bianchi A et al[22]	抗 EGFR 抗体薬 ＋化学療法	HER2 陽性	79	31	5.7	0.031
		HER2 陰性かつ *RAS* 野生型	113	47	7.0	
Martin et al[23]	抗 EGFR 抗体薬	HER2 IHC 陽性かつ FISH 陽性	6	NA	2.5	<0.0001
		それ以外	156	NA	6.7	
Raghav et al[9]	抗 EGFR 抗体薬	*HER2* DISH 陽性	14	NA	2.9	<0.0001
		HER2 DISH 陰性	83	NA	8.1	
Sawada et al[8]	抗 EGFR 抗体薬	HER2 陽性	11	20	2.6	0.006
		HER2 陰性かつ *RAS/BRAF* 野生型	132	45	6.0	
Jeong et al[24]	抗 EGFR 抗体薬	HER2 陽性	7	NA	3.1	0.019
		HER2 陰性かつ *RAS/BRAF* 野生型	135	NA	5.6	

FISH：fluorescence in situ hybridization，DISH：dual color in situ hybridization，NA：not available，PFS：無増悪生存期間，m：month

1 日現在の診療では *RAS* 野生型のみに実施する意義があるが，*HER2* 増幅には *RAS/BRAF* status との相互排他性がないこと，その他の抗 HER2 療法の臨床試験では *RAS* 変異型を対象としているものもあることから，*RAS/BRAF* status に関わらず切除不能進行再発大腸がん患者に HER2 検査を行うことは妥当であると考えられる。

コメント1　HER2 陽性大腸がんの予後と抗 EGFR 抗体薬の治療効果

　大腸がんにおける HER2 陽性と予後との関連についてはいくつか報告がある。Heppner らの 1,645 例を対象とした後ろ向き検討では HER2 陽性は HER2 陰性に対して予後不良であると報告され，本邦の 370 例の検討においても HER2 陽性大腸がんは *RAS/BRAF* 野生型よりも予後が不良な傾向で，*RAS* 変異型と同程度であることが示されている。一方で，Richman らによる FOCUS 試験/PICCORO 試験の検体を用いた解析では予後に差を認めず，*HER2* 増幅と予後については現在のところ一定の見解は得られていない[5,6,8]。

　また，そのシグナル経路から *HER2* 増幅は *RAS，BRAF* 変異と同様に抗 EGFR 抗体薬の負の治療効果予測因子であることが示唆されている。前向き試験による検討はないが，複数の後ろ向き研究において，再現性をもって HER2 陽性大腸がんにおける抗 EGFR 抗体薬の効果が乏しいことが示されている（**表3**）[8,9,22-24]。

　大腸がん患者において HER2 検査を行うタイミングは，抗 HER2 療法を行う前までに施行すると上述しているが，*RAS/BRAF* 検査と合わせて一次治療開始前に施行することは許容されると考える。

表4　大腸がんに使用される HER2 IHC スコアリングアルゴリズム

IHC スコア	手術材料	生検材料
3+	>10%の腫瘍細胞について，側方の完全な細胞膜または全周の細胞膜において，強い染色強度で染色陽性像が認められる。	染色陽性腫瘍細胞の割合に関わらず，側方の完全な細胞膜または全周の細胞膜において，強い染色強度で染色陽性像が認められる。
2+	>10%の腫瘍細胞について，側方の不完全な細胞膜または全周の細胞膜において，弱から中等度の染色強度で染色陽性像が認められる。または≦10%の腫瘍細胞について，側方の完全な細胞膜または全周の細胞膜において，強い染色強度で染色陽性像が認められる。	染色陽性腫瘍細胞の割合に関わらず，側方の不完全な細胞膜または全周の細胞膜において，弱から中等度の染色強度で染色陽性像が認められる。
1+	>10%の腫瘍細胞について，側方の不完全な細胞膜または全周の細胞膜において，かすかな/かろうじて認識できる染色強度で染色陽性像が認められる。	染色陽性腫瘍細胞の割合に関わらず，細胞膜において，かすかな/かろうじて認識できる染色強度で染色陽性像が認められる。
0	染色陽性像を認めない。または≦10%の腫瘍細胞について，側方の不完全な細胞膜または全周の細胞膜において，かすかな/かろうじて認識できる染色強度で染色陽性像が認められる。	細胞膜における陽性像を示す細胞を認めない。

5.3

基本的要件

切除不能進行再発大腸がんにおける HER2 検査において，IHC 検査を先行実施し，2＋と判定された症例に対しては ISH 検査を施行する※。

推奨度

強く推奨する［SR 9 名］

※トラスツズマブ＋ペルツズマブ療法は「IHC 3＋もしくは ISH 陽性」となっているが，HER2 陽性の頻度，HER2 診断の国際的な統一基準，日本病理学会「固形癌 HER2 検査ガイダンス策定ワーキンググループ」の見解，トラスツズマブ＋ペルツズマブ療法の有効性の観点から，「IHC 検査を先行実施し，2＋と判定された症例に対しては ISH 検査を施行する」ことを推奨した。

HER2 陽性大腸がんの検査法と診断基準

　　HER2 陽性の診断には，細胞膜の HER2 タンパクの発現をみる免疫組織化学染色（IHC）法と HER2 増幅の有無をみる in situ hybridization（ISH）法が主に用いられている。このほかに，近年では次世代シークエンス法（NGS）を用いた，少ない検体量（組織検体もしくは血液検体）にて複数の遺伝子異常を検出可能な，包括的ゲノムプロファイリング検査が行われている【コメント 2】。

　　IHC は最も簡便な方法で，大腸がんにおけるトラスツズマブ＋ペルツズマブ療法では，ベンタナ ultraView パスウェー HER2（4B5）（ロシュ・ダイアグノスティックス株式会社）がコンパニオン診断薬として承認されている。HER2 IHC の判定は，ホルマリン固定パラフィン包埋（FFPE）された大腸がん組織標本を用い，**表 4** に示す判定基準に基づき行う[29]。

　　ISH 法は細胞における特定の DNA や mRNA の分布や量を，相補的塩基配列による一本鎖核酸分子間の特異的結合を利用して検出する方法であり，HER2 増幅の有無の判定に広く用いられている。ISH 法は，検出に用いられる核酸分子（プローブ）の種類や染色方法によっ

て fluorescence in situ hybridization（FISH），chromogenic in situ hybridization（CISH），dual color in situ hybridization（DISH），silver in situ hybridization（SISH）などの方法に分かれる。HER2 診断において，FISH は最も広く用いられている手法の一つであり，本邦ではパスビジョン HER-2 DNA プローブキット（アボットジャパン合同会社）が，大腸がんにおけるトラスツズマブ＋ペルツズマブ療法のコンパニオン診断薬として承認されている。

大腸がんにおける HER2 陽性の判定は，試験により診断基準が異なっていたが，HER2 診断の国際的な統一基準の作成が，日本の研究者主導により行われた[26]。その結果，大腸がんにおける HER2 陽性の定義は，手術検体では①10％を超える腫瘍細胞において IHC 3＋，②10％を超える腫瘍細胞において IHC 2＋かつ ISH 陽性のいずれかを満たす場合と定義され，生検検体では①陽性細胞割合に関わらず，IHC 3＋の腫瘍細胞を認める，②陽性細胞割合に関わらず，IHC 2＋かつ ISH 陽性の細胞を認める，のいずれかを満たす場合と定義された。

本邦における大腸がんに対するトラスツズマブ＋ペルツズマブ療法の投与基準は「IHC 3＋もしくは ISH 陽性」であり，IHC と FISH いずれのコンパニオン診断薬を先に用いても診断上は差し支えない。一方で，大腸がんにおける HER2 増幅割合は 2〜4％と低いことから，最初に行う検査としては安価で簡便である IHC 法が勧められる（HER2 タンパク病理組織標本作製＝690 点，HER2 遺伝子標本作製＝2,700 点）。IHC 2＋を示した症例の取扱いについては，TRIUMPH 試験において組織にて HER2 陽性を確認して組み込まれた症例（n＝27）に IHC2＋/FISH 陽性の症例が 4 例含まれていることから，HER2 検査として IHC 法を最初に行った場合，少なくとも IHC 2＋の症例においては ISH 法による HER2 増幅を確認することが望ましい。2022 年 9 月 22 日に発出された日本病理学会「固形癌 HER2 検査ガイドライン策定ワーキンググループ」の見解でも，同様の診断アルゴリズムが提案されている。

コメント2 包括的ゲノムプロファイリング検査による HER2 増幅の検出

組織検体を用いた次世代シークエンス法（NGS）による HER2 増幅の評価は，Thermo 社の Oncomine Comprehensive Assay（OCA）を用いて行われた SCRUM-Japan GI-SCREEN において，遺伝子増幅の頻度を切除不能大腸がんの 2.8％と報告している[25]。NGS と IHC/ISH の一致率については，HER2 増幅大腸がん 102 例において，NGS と IHC の一致率は 92％，境界型を含めると 99％であったと報告されている[26]。また，MyPathway 試験において，NGS に加えて FISH/CISH による検査を受けた症例の HER2 増幅の診断一致率は 81％であった[17]。

血漿検体を用いた包括的ゲノムプロファイリング検査については，Guardant360 による ctDNA 検査が TRIUMPH 試験の適格基準に含まれており，ctDNA で HER2 増幅を認めた症例における奏効割合は 28％と，組織検体により HER2 陽性と判定された症例と遜色ない結果であった。一方で，OCA と Guardant360 の positive percent agreement（PPA）は 82.1％，negative percent agreement（NPA）は 83.3％，overall agreement は 82.6％と報告されており，組織と血液検体の採取ポイントが異なるなどの因子はあるが，一定の割合で不一致例を認めている[18]。

このように，組織・血液検体を用いた包括的ゲノムプロファイリング検査と IHC/ISH による HER2 診断には高い一致率を示すが，現在，本邦で大腸がんにおいて保険診療内で施行可能な包括的ゲノムプロファイル検査（FoundationOne® CDx，OncoGuide™ NCC オンコパネルシステム，FoundationOne® Liquid CDx，Guardant360® CDx）を用いた HER2 増幅と IHC/FISH による HER2 増幅の相関を直接検討した報告はないため，包括的ゲノムプロファ

イル検査の結果に関わらず，基本的にはコンパニオン診断薬による HER2 検査の実施が望ましい。

　一方で，本邦における NGS を用いた大腸がん検体 40 例の検討で，HER コピー数≧7 の症例（n＝14）に限定すると IHC 3＋ 78.6%，IHC 2＋/FISH 陽性 21.4% と，全例で HER2 陽性（定義：IHC 3＋もしくは IHC 2＋/FISH 陽性）であった[27]。さらに同じ検体を異なる NGS パネルで解析する cross validation study でも，NGS パネル間での HER2 コピー数には非常に高い相関（r＝0.98）を認めている[27]。このため，包括的ゲノムプロファイル検査で HER2 に高いコピー数を認め，患者の PS などにより治療の開始が急がれる場合には，コンパニオン診断薬による HER2 検査を省略することも考慮され得る。

サイドメモ1　HER2 検査に使用する検体について

　HER2 陽性大腸がんは腫瘍内不均一性を示すことが報告されており，手術検体を用いた検討では，腫瘍細胞の 50% 未満の領域でのみ HER2 陽性を示した症例が 37%（7/19 例）認められた[27]。そのため，HER2 検査に生検検体を用いる場合は複数個所の生検を行うことが望ましいと考えられる。一方で，原発巣と転移巣における HER2 過剰発現の不一致が約 14% の症例で報告されているが[28]，原発巣で HER2 陽性であっても転移巣で陰性である場合，もしくはその逆の報告もあり，HER2 検査に原発巣・転移巣いずれを用いるのがよいかについては一定の見解は得られていない。

【参考文献】

1) Akiyama T, Sudo C, Ogawara H, et al：The product of the human c-erbB-2 gene：a 185-kilodalton glycoprotein with tyrosine kinase activity. Science 232：1644-6, 1986

2) Coussens L, Yang-Feng TL, Liao YC, et al：Tyrosine kinase receptor with extensive homology to EGF receptor shares chromosomal location with neu oncogene. Science 230：1132-9, 1985

3) Lv Q, Meng Z, Yu Y, et al：Molecular Mechanisms and Translational Therapies for Human Epidermal Receptor 2 Positive Breast Cancer. Int J Mol Sci 17：2095, 2016

4) Marx AH, Burandt EC, Choschzick M, et al：Heterogenous high-level HER-2 amplification in a small subset of colorectal cancers. Hum Pathol 41：1577-85, 2010

5) Ingold Heppner B, Behrens HM, Balschun K, et al：HER2/neu testing in primary colorectal carcinoma. Br J Cancer 111：1977-84, 2014

6) Richman SD, Southward K, Chambers P, et al：HER2 overexpression and amplification as a potential therapeutic target in colorectal cancer：analysis of 3256 patients enrolled in the QUASAR, FOCUS and PICCOLO colorectal cancer trials. J Pathol 238：562-70, 2016

7) Valtorta E, Martino C, Sartore-Bianchi A, et al：Assessment of a HER2 scoring system for colorectal cancer：results from a validation study. Mod Pathol 28：1481-91, 2015

8) Sawada K, Nakamura Y, Yamanaka T, et al：Prognostic and Predictive Value of HER2 Amplification in Patients With Metastatic Colorectal Cancer. Clin Colorectal Cancer 17：198-205, 2018

9) Raghav K, Loree JM, Morris JS, et al：Validation of <i>HER2</i> Amplification as a Predictive Biomarker for Anti-Epidermal Growth Factor Receptor Antibody Therapy in Metastatic Colorectal Cancer. JCO Precis Oncol 3：1-13, 2019

10) Salem ME, Weinberg BA, Xiu J, et al：Comparative molecular analyses of left-sided colon, right-sided colon, and rectal cancers. Oncotarget 8：86356-68, 2017

11) Hosonaga M, Saya H, Arima Y：Molecular and cellular mechanisms underlying brain metastasis of breast cancer. Cancer Metastasis Rev 39：711-20, 2020

12) Cavanna L, Seghini P, Di Nunzio C, et al：Gastric cancer with brain metastasis and the role of human

epidermal growth factor 2 status. Oncol Lett 15：5787-91, 2018

13）Sartore-Bianchi A, Lonardi S, Aglietta M, et al：Central Nervous System as Possible Site of Relapse in ERBB2-Positive Metastatic Colorectal Cancer：Long-term Results of Treatment With Trastuzumab and Lapatinib. JAMA Oncol 6：927-9, 2020

14）Li JL, Lin SH, Chen HQ, et al：Clinical significance of HER2 and EGFR expression in colorectal cancer patients with ovarian metastasis. BMC Clin Pathol 19：3, 2019

15）Sartore-Bianchi A, Trusolino L, Martino C, et al：Dual-targeted therapy with trastuzumab and lapatinib in treatment-refractory, KRAS codon 12/13 wild-type, HER2-positive metastatic colorectal cancer（HERACLES）：a proof-of-concept, multicentre, open-label, phase 2 trial. Lancet Oncol 17：738-46, 2016

16）Tosi F, Sartore-Bianchi A, Lonardi S, et al：Long-term Clinical Outcome of Trastuzumab and Lapatinib for HER2-positive Metastatic Colorectal Cancer. Clin Colorectal Cancer 19：256-62.e2, 2020

17）Meric-Bernstam F, Hurwitz H, Raghav KPS, et al：Pertuzumab plus trastuzumab for HER2-amplified metastatic colorectal cancer（MyPathway）：an updated report from a multicentre, open-label, phase 2a, multiple basket study. Lancet Oncol 20：518-30, 2019

18）Nakamura Y, Okamoto W, Kato T, et al：Circulating tumor DNA-guided treatment with pertuzumab plus trastuzumab for HER2-amplified metastatic colorectal cancer：a phase 2 trial. Nat Med 27：1899-903, 2021

19）Sartore-Bianchi A, Lonardi S, Martino C, et al：Pertuzumab and trastuzumab emtansine in patients with HER2-amplified metastatic colorectal cancer：the phase Ⅱ HERACLES-B trial. ESMO Open 5：e000911, 2020

20）Strickler JH, Zelma T, Ou F, et al：Trastuzumab and tucatinib for the treatment of HER2 amplified metastatic colorectal cancer（mCRC）：Initial results from the MOUNTAINEER trial. Ann Oncol 30（suppl_5）：v200, 2019

21）Yoshino T, Bartolomeo MD, Raghav KPS, et al：Trastuzumab deruxtecan（T-DXd；DS-8201）in patients（pts）with HER2-expressing metastatic colorectal cancer（mCRC）：Final results from a phase 2, multicenter, open-label study（DESTINY-CRC01）. J Clin Oncol 39（15_suppl）, 2021

22）Sartore-Bianchi A, Amatu A, Porcu L, et al：HER2 Positivity Predicts Unresponsiveness to EGFR-Targeted Treatment in Metastatic Colorectal Cancer. Oncologist 24：1395-402, 2019

23）Martin V, Landi L, Molinari F, et al：HER2 gene copy number status may influence clinical efficacy to anti-EGFR monoclonal antibodies in metastatic colorectal cancer patients. Br J Cancer 108：668-75, 2013

24）Jeong JH, Kim J, Hong YS, et al：HER2 Amplification and Cetuximab Efficacy in Patients With Metastatic Colorectal Cancer Harboring Wild-type RAS and BRAF. Clin Colorectal Cancer 16：e147-52, 2017

25）Yuki S, Kato T, Taniguchi H, et al：The Nationwide Cancer Genome Screening Project in Japan SCRUM-Japan GI-SCREEN：Efficient Identification of Cancer Genome Alterations in Advanced Colorectal Cancer. Ann Oncol 28（suppl_5）：v192, 2017

26）Cenaj O, Ligon AH, Hornick JL, et al：Detection of ERBB2 Amplification by Next-Generation Sequencing Predicts HER2 Expression in Colorectal Carcinoma. Am J Clin Pathol 152：97-108, 2019

27）Fujii S, Magliocco AM, Kim J, et al：International Harmonization of Provisional Diagnostic Criteria for ERBB2-Amplified Metastatic Colorectal Cancer Allowing for Screening by Next-Generation Sequencing Panel. JCO Precis Oncol 4：6-19, 2020

28）Lee WS, Park YH, Lee JN, et al：Comparison of HER2 expression between primary colorectal cancer and their corresponding metastases. Cancer Med 3：674-80, 2014

29）ベンタナ ultraView パスウェー HER2（4B5）添付文書

ミスマッチ修復機能欠損を判定するための検査

6.1 背景

ミスマッチ修復（mismatch repair：MMR）機能欠損の分子機構

　DNA は，複製を繰り返すたびに一定の頻度で複製エラー（replication error）を生じる。DNA 複製エラーを修復する主な機構として，直接修復，除去修復，複製後修復，ミスマッチ修復などがあり，特に相補的ではない塩基の組み合わせ（DNA ミスマッチ）を修復する機構の異常は，大腸がん発生に重要な役割を果たす。ミスマッチ修復には，*MLH1*, *MSH2*, *MSH6*, *PMS2*, *MLH3*, *MSH3* の少なくとも 6 つの遺伝子が関与することが知られており，MSH2, MSH6, MLH1, PMS2 からなる四量体は主に塩基-塩基ミスマッチおよび 1 塩基ループをもつ挿入・欠失ミスペアを修復し，MSH2, MSH3, MLH1, PMS2（あるいは MLH3）からなる四量体は主に 2〜4 塩基ループをもつ挿入・欠失ミスペアを修復する。DNA 複製エラーは，マイクロサテライトと呼ばれる DNA の 1〜数塩基の繰り返し配列の部分で起こりやすく，ミスマッチ修復機能欠損によりマイクロサテライトの反復回数に異常が生じ，マイクロサテライト不安定性（microsatellite instability：MSI）を引き起こす。腫瘍抑制，細胞増殖，DNA 修復やアポトーシスなどに関与する遺伝子が MSI によりフレームシフトを起こすとがん化につながる[1]。

dMMR と MSI の定義

　ミスマッチ修復に関わる *MLH1*, *MSH2*, *PMS2*, *MSH6* のいずれかに病的バリアントやエピジェネティックな変化が両アレルに起こると正常な機能を有する蛋白の合成が行われず，ミスマッチ修復機能が欠損状態になる。この状態を mismatch repair-deficient（dMMR）と呼ぶ。その結果，DNA 複製エラーを修復できず，バリアントとしてゲノムに固定される。特に複数個所のマイクロサテライト領域において，修復できず惹起された DNA 複製エラーによる反復配列回数の変化を検出する検査が MSI 検査である。一般に dMMR や mismatch repair-proficient（pMMR）はミスマッチ修復機能の状態を表す用語であり，dMMR はミスマッチ修復機能 IHC 検査による MMR の発現消失，または MSI 検査による高頻度マイクロサテライト不安定性（MSI-H）のいずれかを示す一方，pMMR は IHC 検査による MMR 発現が陽性の場合や，MSI 検査においてマイクロサテライト安定（microsatellite stable：MSS）や MSI-Low の場合が含まれて表現される。

MMR 機能欠損大腸がんにおける腫瘍微小環境の免疫学的機構

　dMMR 大腸がんは，DNA 複製エラーに伴い高度変異性（hyper-mutated type）を生じ，免疫原性の高いバリアントがオネアンチゲンとして細胞表面に提示される確率が高まるとともに，T リンパ球の賦活化を認める。その結果，腫瘍や微小環境に対する浸潤性 CD8$^+$T 細胞の有意な増加を認め，dMMR 大腸がんが MSS および pMMR 大腸がんと比較し予後良好な一因と考えられる[2,3]。一方で dMMR 大腸がんは，腫瘍細胞の PD-L1 発現を上昇させ，腫瘍免疫を回避することが報告されている[4]。このように，dMMR 大腸がんはミスマッチ修復機構の破綻による高免疫原性により，腫瘍細胞が認識されやすくなっているにも関わらず PD-L1 発現により免疫反応が抑えられていることから，免疫チェックポイント阻害薬による PD-1/PD-L1 経路のブロックが有効と考えられる。

6.2

基本的要件

切除不能進行再発大腸がん患者に対し，免疫チェックポイント阻害薬の適応判定を目的として，一次治療開始前にミスマッチ修復機能欠損を判定する検査を実施する。

推奨度

強く推奨する［SR 9 名］

切除不能進行再発大腸がんにおける MMR 機能欠損を判定する検査の臨床的意義（表 1）

　抗 PD-1 抗体薬ペムブロリズマブは，既治療の切除不能進行再発大腸がんを対象とした第 II 相試験（KEYNOTE-016 試験）において，MSS では奏効例を認めなかったのに対し，MSI-H では 40％の奏効割合を認めた[5]。また，既治療の切除不能進行再発 MSI-H/dMMR 大腸がんを対象としたペムブロリズマブの第 II 相試験（KEYNOTE-164 試験）のうち，三次治療以降を対象としたコホート A では，登録された 61 例において奏効割合 27.9％（95％CI 17.1-40.8％），12 カ月無増悪生存率 34.3％，12 カ月全生存率 71.7％を示し，日本人集団におけるサブグループ解析においても同様の傾向であった[6-8]。これらの結果から，本邦では 2018 年 12 月に MSI 検査キット（FALCO）をコンパニオン診断薬として，大腸がんを含む MSI-H 固形がんに対するペムブロリズマブが薬事承認された。

　その後，未治療切除不能進行・再発大腸がんを対象とした標準治療とペムブロリズマブ単剤療法の有効性を検証した第 III 相試験である KEYNOTE-177 試験が行われ，主要評価項目である無増悪生存期間の中央値はペムブロリズマブ群で 16.5 カ月，標準治療群 8.2 カ月と有意差をもってペムブロリズマブ群の無増悪生存期間延長が示された。奏効割合はペムブロリズマブ群 43.8％，標準治療群 33.1％とペムブロリズマブ群で高かった[9]。全生存期間中央値は，ペムブロリズマブ単剤群が未到達，標準化学療法群が 36.7 カ月だった（HR 0.74，$p=$ 0.036）[10]。本試験の結果よりペムブロリズマブは切除不能進行・再発 dMMR 大腸がんの一次治療として 2020 年 6 月に米国食品医薬品局（FDA）で承認され，本邦においても 2021 年 8 月 25 日に「治癒切除不能な進行・再発の高頻度マイクロサテライト不安定性（MSI-High）を有する結腸・直腸癌」に対して適用拡大された[9,10]。「大腸癌治療ガイドライン医師用 2022

表1 切除不能進行再発 MSI-H/dMMR 大腸がんに対し本邦で承認された免疫チェックポイント阻害薬の効果

著者	試験名	Phase	免疫チェックポイント阻害薬	治療ライン	対象	n	RR (%)	PFS (M)	OS (M)
Le DT, et al[5]	KEYNOTE-016	II	ペムブロリズマブ	三次以降	MSI-H	11	40	未達	未達
					MSS	21	0	2.2	5
Le DT, et al[13]	KEYNOTE-016	II	ペムブロリズマブ	三次以降	MSI-H	40	52	未達	未達
Le DT, et al[14]	KEYNOTE-164	II	ペムブロリズマブ（コホートA）	三次以降	MSI-H/dMMR	61	33	2.3	31.4
			ペムブロリズマブ（コホートB）	二次以降		63	33	4.1	未達
Overman MJ, et al[11]	CheckMate-142	II	ニボルマブ	二次以降	MSI-H/dMMR	74	31.1	14.3	未達
Overman MJ, et al[15]	CheckMate-142	II	ニボルマブ＋イピリムマブ	二次以降	MSI-H/dMMR	119	55	未達	未達
Lenz HJ, et al[12]	CheckMate-142	II	ニボルマブ＋イピリムマブ	一次	MSI-H/dMMR	45	69	未達	未達
André T, et al[9]	KEYNOTE-177	III	ペムブロリズマブ	一次	MSI-H/dMMR	153	45	16.5	未達
			化学療法			154	51	8.2	36.7

RR：奏効割合，PFS：無増悪生存期間，OS：全生存期間，M：month

年版」でも，切除不能進行再発 dMMR 大腸がんに対する一次治療としてペムブロリズマブ使用が強く推奨されており，適応判定を目的とした MMR 機能欠損を判定する検査は一次治療開始前に施行することが強く推奨されている。

　別の抗 PD-1 抗体薬であるニボルマブについても，切除不能進行再発 MSI-H/dMMR 大腸がんを対象に有効性・安全性を検討した第 II 相試験（CheckMate142 試験）において，既治療例ニボルマブ単独療法群で奏効割合 31.1％，無増悪生存期間中央値 14.3 カ月と有効性が示されている[11]。さらに CheckMate142 試験の既治療例ニボルマブ＋イピリムマブ併用療法（ニボルマブ 3 mg/kg＋イピリムマブ 1 mg/kg，3 週毎）群では，奏効割合は 55％，12 カ月無増悪生存率，全生存率は，それぞれ 71％，85％と，ニボルマブ単剤と比較して良好な結果であり，また Grade 3 以上の免疫関連有害事象発症率は 32％であったが，忍容性があると判断された。本治験の結果を受けて FDA は，2018 年 7 月にニボルマブ＋イピリムマブの併用療法を，フルオロピリミジン，オキサリプラチン，イリノテカンによる化学療法の後に増悪した MSI-H/dMMR 切除不能大腸がんにおいて迅速承認し，本邦においても 2020 年 2 月にニボルマブ単独療法が，そして 2020 年 9 月にニボルマブ＋イピリムマブの併用療法が，「がん化学療法後に増悪した治癒切除不能な進行・再発の高頻度マイクロサテライト不安定性（MSI-High）を有する結腸・直腸癌」に対して適用拡大された。また CheckMate142 試験では，一次治療としてイピリムマブ 1 mg/kg を 6 週毎投与とし，ニボルマブ 3 mg/kg を 2 週毎で継続投与するニボルマブ・低用量イピリムマブ併用療法の高い有効性を報告しているほか[12]，一次治療におけるニボルマブ＋イピリムマブ併用療法の有効性を検証する第 III 相試験である CheckMate-8HW 試験も進行中であり，その結果が期待される。

　以上より，有力な治療の機会を逃さないためにも切除不能進行再発大腸がんの治療経過において早い段階での MMR 機能欠損を判定する検査が強く推奨される。また，MMR 機能欠損は，*RAS/BRAF* 変異と相互排他性ではないため，*RAS/BRAF* 変異にかかわらず MMR 機能欠損を判定する検査の実施が推奨される。また，大腸がんでは MMR ステータスの経時的変化は報告されておらず，病理組織材料の有効活用，コストの観点から *RAS/BRAF* 変異検査と同時に MMR 機能欠損を一次治療開始前に判定する検査を行うことが効率的である。

6.3

基本的要件

切除可能進行再発大腸がん患者に対し，再発リスクに応じた治療選択を目的として，ミスマッチ修復機能欠損を判定する検査を実施する。

推奨度

強く推奨する［SR 7 名，R 2 名］

切除可能進行再発大腸がんにおける MMR 機能欠損を判定する検査の臨床的意義

Stage Ⅱ/Ⅲ結腸がんにおける dMMR の頻度はそれぞれ 15～22％，12～14％[16-18]，本邦では 6～10％，5％[19,20]と報告されている。細胞株の検討から dMMR と 5-FU 抵抗性の関係が報告されて以降[21]，dMMR 症例に対する 5-FU の有効性について多くの検討が行われてきた。

Stage Ⅱ/Ⅲ大腸がんにおいて，dMMR を示す症例は pMMR と比較し有意に再発リスクが低く（11％ vs 26％，HR 0.53，95％CI 0.40-0.70），Stage Ⅱ結腸がんではその傾向が強かった（8％ vs 21％，HR 0.44，95％CI 0.29-0.67）[16]。また Stage Ⅱ/Ⅲ結腸がんを対象に術後 5-FU 併用療法と手術単独を比較したところ，低頻度マイクロサテライト不安定性（MSI-L）/MSS 症例では術後補助化学療法群の全生存期間における有意な上乗せ効果を認めたものの，MSI-H 症例は上乗せ効果を認めず，むしろ手術単独群のほうが全生存期間で有意に優れていた。このように，5-FU を含む補助化学療法は，MSI-L/MSS 結腸がんでは有効性を示すが，MSI-H 結腸がんではむしろ悪影響を与える可能性がある（**表 2，3**）[2,22]。

Stage Ⅱ/Ⅲ結腸がんにおいて，*BRAF* V600E 変異は pMMR（11.5％）より dMMR（35.3％）において高頻度に認められる[23]。Stage Ⅲ結腸がんを対象にした N0147 試験，PETACC8 試験の統合解析では，dMMR は予後良好因子である一方，pMMR に *BRAF* V600E 変異や *KRAS* エクソン 2 変異が認められると，有意に再発リスクが高く予後不良であることが示された[24,25]。これらから，Stage Ⅲ結腸がんの無再発生存期間を，*BRAF* V600E 変異と dMMR を同時に評価することでリスクごとに層別化できることが報告されている[24,26]。

一方，直腸がんにおける dMMR の頻度は低く，本邦における Stage Ⅰ～Ⅳ大腸がんの後ろ向き検討においても，MSI-H の頻度は右側結腸 13％（36/275）に対し左側結腸 4％（12/271），直腸 2％（7/394）である[20]。また dMMR 直腸がんの 5 年生存率は全病期で良好なほか，術前化学放射線療法を施行した Stage Ⅱ/Ⅲ群の pathological complete response（pCR）割合は 27.6％と，MSS/pMMR を含めた直腸がん全体の報告（pCR 割合 18.1％）[27]と比べ良好な効果を示し，治療効果予測因子となる可能性が示された[28]。また米国 National Cancer Database による局所進行直腸がん 5,086 例を対象とした解析でも，同様に MSI ステータスは pCR の独立した治療効果予測因子であることが報告されている[29]。

このように，dMMR は Stage Ⅱ/Ⅲ大腸がんの再発および予後予測因子として認識され，特に Stage Ⅱ結腸がんに対するフルオロピリミジン単独療法の実施は，再発率を高める可能性がある。Stage Ⅲ結腸がんでは *BRAF* 変異の有無と合わせて再発リスクの層別化が可能であり，「大腸癌治療ガイドライン医師用 2022 年版」では，MSI-H にフッ化ピリミジン療法単独が推奨されないことが明記された。Stage Ⅲ結腸がんの術後補助療法として再発リスクに応じた治療レジメン，治療期間の選択が推奨されていることから，補助化学療法開始前に

表2 StageⅡ/Ⅲ結腸がんを対象に術後5-FU療法と手術単独を比較した第Ⅲ相試験のメタアナリシス（文献2）

	全生存期間			
	手術単独 MSI-H vs MSI-L/MSS	術後5-FU療法 MSI-H vs MSI-L/MSS	MSI-H 術後5-FU療法 vs 手術単独	MSI-L/MSS 術後5-FU療法 vs 手術単独
HR	0.31	1.07	2.17	0.69
95%CI	0.14-0.72	0.62-1.86	0.84-5.55	0.50-0.94
p	0.004	0.80	0.10	0.02

HR：ハザード比，CI：信頼区間，MSI-L/MSS：低頻度マイクロサテライト不安定性またはマイクロサテライト安定

表3 StageⅡ/Ⅲ結腸がんを対象に術後5-FU療法と手術単独の無病生存期間を比較した第Ⅲ相試験のメタアナリシス（文献21）

dMMR vs pMMR			
	HR	95%CI	p値
手術単独	0.51	0.29-0.89	0.009
術後5-FU療法	0.79	0.49-1.25	0.3
術後5-FU療法 vs 手術単独			
	HR	95%CI	p値
dMMR			
StageⅡ	2.3	0.84-6.24	0.09
StageⅢ	1.01	0.41-2.51	0.98
pMMR			
StageⅡ	0.84	0.57-1.24	0.38
StageⅢ	0.64	0.48-0.84	0.001

HR：ハザード比，CI：信頼区間

MMR機能欠損を判定することは，治療選択のために有用である。以上より，切除可能進行再発大腸がん患者に対し，再発リスクに応じた治療選択を目的として，補助化学療法開始前にMMR機能欠損を判定する検査を実施することが強く推奨される。

■サイドメモ1　術前にMMR機能欠損を判定する検査を行う意義

　近年，周術期化学療法に免疫チェックポイント阻害薬を用いる際の適用判定にMMR機能欠損を判定する検査を行う意義が相次いて報告されている。切除可能結腸がんを対象に，術前薬物療法としてニボルマブ＋イピリビマブの有用性を評価したNICHE試験において，dMMR結腸がんは100％（32例/32例）の奏効割合と69％（22例）のpCR割合を認めた[30]。切除可能局所進行直腸がんに対して術前化学放射線療法後にニボルマブ投与を行い，その後に根治的切除を行う治療の有効性・安全性を評価するVOLTAGE試験ではMSI-H直腸がん（5例）のpCR割合は60％（3例）であった[31]。またdMMR StageⅡ/Ⅲ局所進行直腸がんに対し，術前治療として抗PD-1抗体であるdostarlimabの有効性を評価する第Ⅱ相試験では，治療後6カ月の時点で評価可能となった12例全例でclinical complete response（cCR）が得られており，ASCO2022では14例全例でcCRを認めていることが追加報告されている。このように，切除可能大腸がんにおいて術前治療として免疫チェックポイント阻害薬の有用性が報告されつつあり，その適用選択としてMMR機能欠損を判定する検査を術前に行うことは重要となる[32,33]。

6.4

大腸がん患者に対し，リンチ症候群のスクリーニングを目的として，ミスマッチ修復機能欠損を判定する検査を実施する。

強く推奨する［SR 9 名］

リンチ症候群のスクリーニング

　リンチ症候群（Lynch syndrome）は，MMR 遺伝子である *MLH1*, *MSH2*, *MSH6*, *PMS2* の生殖細胞系列の病的バリアントを主な原因とする常染色体顕性遺伝（優性遺伝）性疾患である。欧米の報告では全大腸がんの 2～4%[34,35]，本邦の報告では全大腸がんの 0.7%～1% 前後と稀な疾患ではあるが[36,37]，患者および家系内に大腸がん，子宮内膜がんをはじめ，さまざまな悪性腫瘍が発生することから，その診断は臨床的に重要である。リンチ症候群では，MMR 遺伝子の片方のアレルに生殖細胞系列の病的バリアントを有しており，後天的にもう片方の野生型アレルにバリアント（あるいはプロモーター領域のメチル化）が加わると MMR 機能が損なわれがん化に結びつくと考えられている。

　大腸がん全体における MSI-H の頻度は，欧米の報告では 12～16%[38-40]，本邦報告では 6～7%[20,41]である。大部分は *MLH1* のプロモーター領域のメチル化により後天的に獲得した MMR 遺伝子機能の欠損であるが，MSI-H 大腸がんのうち 10～20% 程度にリンチ症候群の症例があると考えられる。したがって，MSI-H 大腸がんに一律に遺伝学的検査を実施することは適切ではないが，潜在的なリンチ症候群を拾い上げる可能性が高くなるため，リンチ症候群のスクリーニングを目的として，ミスマッチ修復機能欠損を判定する検査を実施することを強く推奨する。海外では，全て（あるいは 70 歳以下）の大腸がんや子宮内膜がんを対象に MSI 検査や免疫組織学的検査によるリンチ症候群のユニバーサルスクリーニングが提唱されている【サイドメモ 2】。本邦でも「遺伝性大腸癌診療ガイドライン 2020 年版」に記載されているように，臨床情報にてアムステルダム基準 II（表 4）または改訂ベセスダガイドライン（表 5）を満たした場合の第 2 次スクリーニングとして以外にも，ユニバーサルスクリーニングとして，これらの検査が明記されている（図 1）。リンチ症候群の診断手順，およびサーベイランス，治療方針についての詳細は「遺伝性大腸癌診療ガイドライン 2020 年版」を参照されたい。

サイドメモ 2　リンチ症候群に対するユニバーサルスクリーニング

　欧米では Stage に関わらず，全て（あるいは 70 歳以下）の大腸がんや子宮内膜がんに対して，MSI 検査や MMR 蛋白の IHC 検査を行うユニバーサルスクリーニングが，リンチ症候群診断に費用対効果の高い方法として推奨されており，ユニバーサルスクリーニングから得られたリンチ症候群の頻度は 2.4～3.7% と報告されている[42,43]。50 種類以上の全がん腫 15,045 人を対象に，MSI 検査と *MLH1*, *MSH2*, *MSH6*, *PMS2*, *EPCAM* の生殖細胞系列バリアントを解析した結果，MSI-H 症例の 16.3%，MSI-Intermediate（I）（MSK-IMPACT の MSI-sensor で 3≤MSI score<10 と定義）の 1.9%，MSS の 0.3% がリンチ症候群であったほか，

表4　アムステルダム基準Ⅱ（1999）

少なくとも3人の血縁者が HNPCC（リンチ症候群）関連がん（大腸がん，子宮内膜がん，腎盂・尿管がん，小腸がん）に罹患しており，以下の全てを満たしている。
1. 1人の罹患者はその他の2人に対して第1度近親者である。
2. 少なくとも連続する2世代で罹患している。
3. 少なくとも1人のがんは50歳未満で診断されている。
4. 腫瘍は病理学的にがんであることが確認されている。
5. FAP が除外されている。

HNPCC：家族性非ポリポーシス大腸がん（リンチ症候群），FAP：familial adenomatous polyposis（家族性大腸腺腫症）

表5　改訂ベセスダガイドライン（2004）

以下の項目のいずれかを満たす大腸がん患者には，腫瘍の MSI 検査が推奨される。
1. 50歳未満で診断された大腸がん。
2. 年齢に関わりなく，同時性あるいは異時性大腸がんあるいはその他のリンチ症候群関連腫瘍*がある。
3. 60歳未満で診断された MSI-H の組織学的所見**を有する大腸がん。
4. 第1度近親者が1人以上リンチ症候群関連腫瘍に罹患しており，そのうち一つは50歳未満で診断された大腸がん。
5. 年齢に関わりなく，第1あるいは第2度近親者の2人以上がリンチ症候群関連腫瘍と診断されている患者の大腸がん。

*大腸がん，子宮内膜がん，胃がん，卵巣がん，膵がん，胆道がん，小腸がん，腎盂・尿管がん，脳腫瘍（通常はターコット症候群にみられる glioblastoma），ムア・トレ症候群の皮脂腺腫や角化棘細胞腫
**腫瘍内リンパ球浸潤，クローン様リンパ球反応，粘液がん・印環細胞がん様分化，髄様増殖

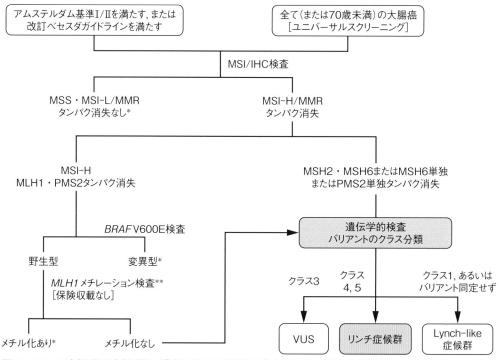

図1　リンチ症候群の診断手順（「遺伝性大腸癌診療ガイドライン 2020 年版」）

MSI：microsatellite instability（マイクロサテライト不安定性），IHC：immunohistochemistry（免疫組織化学的染色），MSI-H：high-frequency MSI（高頻度 MSI），MSI-L：low-frequency MSI（低頻度 MSI），MSS：microsatellite stable（マイクロサテライト安定性），MMR：mismatch repair（ミスマッチ修復），VUS：variant of unknown significance（病的意義不明なバリアント）。
＊：遺伝学的検査に進まない，＊＊：BRAF V600E 検査を行わずに MLH1 メチレーション検査のみを行っても良い。（大腸癌研究会編：遺伝性大腸癌診療ガイドライン 2020 年版．金原出版，2020 より転載）

MSI-H/I を認めるリンチ症候群の 50％で大腸がん・卵巣がん以外の悪性腫瘍を発症していた。これらのうち 45％の症例は改訂ベセスダ基準を満たしておらず，全がん種に対し MMR 機能欠損を判定する検査によるユニバーサルスクリーニングを行う必要性が示唆される[44]。リンチ症候群における大腸内視鏡サーベイランスによる大腸腺腫・大腸がんの早期発見ならびに大腸がん死亡率抑制が古くから報告されているが[45]，本邦におけるユニバーサルスクリーニングの有用性は検証されておらず，遺伝性腫瘍への対応も必要となるため，実施の際には遺伝性疾患特有の配慮が必要である。

サイドメモ3 *EPCAM* とリンチ症候群

EPCAM は *MSH2* 遺伝子の上流に隣接する遺伝子で，この 3' 側の欠失は，*MSH2* 遺伝子プロモーター領域の異常メチル化により，MSH2 蛋白発現消失をきたし，リンチ症候群の病因となることが明らかとなった。ただし，生殖細胞系列 *EPCAM* 遺伝子欠失例は極めて特殊であり，生殖細胞系列 *MSH2* 機能失活型バリアント保持者と比べ，大腸がん発癌リスクはほぼ同頻度とされるが，子宮内膜がん発症リスクは低いとされており，留意が必要である[46]。

6.5 ミスマッチ修復機能欠損を判定する検査の種類

MMR 機能欠損を判定する代表的な方法として，マイクロサテライトマーカーを対象とした PCR 産物を用いてフラグメント解析を行い，そのマーカー波形のずれ〔マイクロサテライト不安定性（MSI）〕を評価する MSI 検査，MMR 蛋白（MLH1，MSH2，MSH6，PMS2）の腫瘍組織における発現を調べる IHC 検査，そしてミスマッチ修復機能を次世代シークエンス（NGS）により評価する方法があげられる。

> **基本的要件**
>
> ミスマッチ修復機能欠損を判定する検査として，
> ➤ MSI 検査を実施する　　　**推奨度**（強く推奨する [SR 9 名]）
> ➤ IHC 検査を実施する　　　**推奨度**（強く推奨する [SR 9 名]）
> ➤ NGS を用いた検査を実施する　**推奨度**（強く推奨する [SR 7 名，R 2 名]）

MMR 機能欠損を判定する検査としての MSI 検査

リンチ症候群のスクリーニングに用いられてきたベセスダパネル（**表6**）は mono-nucleo-tide marker 2 つ（BAT25，BAT26）と di-nucleotide marker 3 つ（D2S123，D5S346，D17S250）の計 5 つから構成されている[47-49]。Di-nucleotide marker は一般的に MSI-L を診断するのにより有効だが，*MSH6*，*PMS2* に生殖細胞系列の病的バリアントがあるリンチ症候群では，MSI-H を示さないことがある[50,51]。一方，mono-nucleotide marker は MSI-H を高い感度・特異度で診断し，遺伝子多型の影響を受けにくいことから，腫瘍組織のみで評価することが可能である。またベセスダパネルで MSI-H を示しにくい *MSH6* 欠失症例も，mono-marker panel は比較的高率（62.5％）に同定可能である[52]。

以上の背景から，1 塩基の繰り返しマーカーのみで構成されるパネルが開発された。ペムブロリズマブの適応判定に用いられる MSI 検査キット（FALCO）もまた，1 塩基の繰り返しマーカー 5 つを用いた診断薬である（**表6**）[53]。本検査では，ホルマリン固定パラフィン包埋標本を用いて，腫瘍組織から DNA を抽出し，5 カ所のマイクロサテライト領域を増幅し

表 6　各種パネルの概要

ベセスダパネル

マーカー名	配列構造
BAT25	1塩基繰り返し
BAT26	1塩基繰り返し
D2S123	2塩基繰り返し
D5S346	2塩基繰り返し
D17S250	2塩基繰り返し

MSI 検査キット（FALCO）

マーカー名	配列構造
BAT25	1塩基繰り返し
BAT26	1塩基繰り返し
NR21	1塩基繰り返し
NR24	1塩基繰り返し
MONO27	1塩基繰り返し

正常細胞における泳動パターン

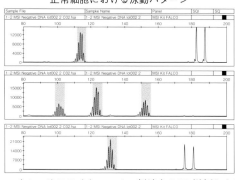

腫瘍組織における泳動パターン

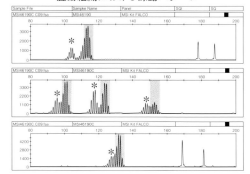

マイクロサテライトマーカー領域を PCR 増幅した後，キャピラリー電気泳動にてフラグメント解析を行う。正常細胞に対し，腫瘍細胞由来の DNA では反復回数の減少（＊）が認められる。正常細胞由来の波形は一定の範囲内に認められることが知られており，MSI 検査キット（FALCO）はその範囲から外れた波形を MSI 陽性と判定することで，腫瘍組織のみで MSI ステータスの判定を行っている。

図 2　MSI 検査キット（FALCO）で測定を行った MSI-H 患者（5 つ全てのマーカーで MSI 陽性）〔MSI 検査キット（FALCO）添付文書を改変〕

表 7　検査不能なマーカーがあった場合の判定例

症例	マーカー A	マーカー B	マーカー C	マーカー D	マーカー E	判定
A	（−）	（−）	（−）	（−）	検査不能	MSI-L または MSS
B	（＋）	（−）	（−）	（−）	検査不能	判定不能
C	（＋）	（＋）	（−）	（−）	検査不能	MSI-H
D	（＋）	（＋）	（−）	検査不能	検査不能	MSI-H
E	（＋）	（＋）	検査不能	検査不能	検査不能	MSI-H

（＋）：MSI 陽性あり，（−）：MSI 陽性なし

て評価する。増幅された塩基配列を反復塩基配列の長さで分離したときに，通常の波形が認められる範囲から外れて異常な波形が認められる場合を MSI 陽性と判定し，MSI 陽性が 2 つ以上のマーカーで認められる場合を MSI-H と判定する（図 2）。なお，腫瘍部位のみで判定ができない場合は，正常組織（血液検体で代用可）との比較が必要になる。MSI 検査では，一部のマーカーが検査不能であった場合，他の 2 つ以上のマーカーで MSI 陽性が確認されていれば MSI-H と判定される（表 7）。

MSI 検査の対象

　　MSI 検査（FALCO）はリンチ症候群診断を目的とする場合，切除可能な進行・再発大腸

表 8　IHC 法による MMR 蛋白の染色性と各遺伝子
　　　変異の関係

| | | IHC 染色での発現 | | | |
		MLH1	MSH2	PMS2	MSH6
変異遺伝子	*MLH1*	－	＋	－	＋
	MSH2	＋	－	＋	－
	PMS2	＋	＋	－	＋
	MSH6	＋	＋	＋	－

表 9　MMR蛋白のIHC検査として承認された体外診
　　　断用医薬品

MMR タンパク	Roche/Ventana 社
MLH1	ベンタナ OptiView MLH1（M1）
MSH2	ベンタナ OptiView MSH2（G219-1129）
PMS2	ベンタナ OptiView PMS2（A16-4）
MSH6	ベンタナ OptiView MSH6（SP93）

がん患者に対し，再発リスクに応じた治療選択を目的とする場合，そして治癒切除不能な進行・再発の MSI-H を有する結腸・直腸がんの免疫チェックポイント阻害薬適応判定を目的とする場合に 1 回限り，保険適用されるが，もう一方の目的で再度本検査を実施した場合にあっても，別に 1 回に限り算定することが可能である。

MMR 機能欠損を判定する検査としての IHC 検査

　腫瘍における MMR 蛋白（MLH1，MSH2，MSH6，PMS2）の発現を IHC により評価する方法も MMR 機能欠損を判定する一般的な検査手法である。染色評価の際には内部陽性コントロール（非腫瘍組織における大腸粘膜の腺底部やリンパ濾胞の胚中心）を用いて染色の適切性を確認する。MMR 機能欠損のない腫瘍では 4 種類の蛋白全てが発現しているが，MMR 機能異常を呈するリンチ症候群関連腫瘍では不活化された MMR 遺伝子に対応した蛋白の発現が消失する。

　個々の MMR 遺伝子異常と蛋白の発現消失は 1 対 1 対応とはならず，*MLH1* 変異は MLH1 に加えて PMS2，*MSH2* 変異は MSH2 に加えて MSH6 の発現消失を伴い，多くは**表 8** のような染色パターンを示す。また**表 8** に当てはまらない染色結果が得られた場合は，例外的な患者である可能性を考慮する前に染色の妥当性を確認し，要すれば MSI 検査を実施する。詳細は「遺伝性大腸癌診療ガイドライン 2020 年版」を参照されたい。

　IHC 検査は，大腸がんにおいて MSI 検査結果と高い一致率を示すことが報告されており，本邦においても 2021 年 12 月 17 日に，免疫組織化学染色法によりがん組織中の MLH1，PMS2，MSH2，MSH6 の発現状況を調べる体外診断用医薬品 4 品目がペムブロリズマブのコンパニオン診断薬として製造販売承認され，2022 年 10 月より保険収載された（**表 9**）。これらは同時に大腸がんにおけるリンチ症候群のスクリーニング検査，大腸がんにおける化学療法の選択の補助としても保険収載されている。

　5 つの KEYNOTE 統合解析〔KEYNOTE-012，-016，-028，-158，-164（コホート A）〕

およびCheckMate-142試験では，IHC検査でdMMRと判定された症例において抗PD-1抗体薬の有効性が示され，中央判定でMSI-H陰性とされIHC検査でdMMRを指摘された症例についても奏効を認めている[15]。今後実地臨床において，MSI検査でMSSと判定された場合でも，後述するような理由により検査の偽陰性が想定される際には，免疫組織化学検査による再判定が有用である場合も想定される。

　IHC検査によるMMR機能欠損を判定する検査において，手術検体と生検組織では，同等もしくは生検組織の優越性が報告されており，その理由としてホルマリン固定の均一性が指摘されている[54-56]。生検組織を用いたMSI検査では，腫瘍細胞含有率やDNA収量に注意が必要であるが，IHC検査ではH & E標本による腫瘍細胞含有率の確認が行える利点がある。

　ただし，MSI検査とIHC検査にはごく一部ではあるが不一致症例が存在する。MSI-Hである腫瘍でも，機能喪失型ミスセンス変異によりIHC検査では染色陽性（pMMR）となる症例や，低い腫瘍細胞比率やMSH6変異によりMSI検査ではMSSとなる症例が想定され，両検査の特性を十分に理解する必要がある。なお，術前化学放射線療法やシスプラチン含有レジメン後の検体では，MSH6やMLH1タンパクの発現消失が報告されており[51,57-59]，特に化学放射線療法が標準治療の一つである下部直腸がんにおいては留意が必要となる。また，今回薬事承認となった免疫組織化学染色法を用いたMMR機能欠損を判定する検査は，コンパニオン診断としてはペムブロリズマブのみが承認されており，ニボルマブに対しては承認を受けていない（2023年1月1日現在）。実臨床では十分量の組織採取が不能な例や腫瘍細胞比率の低い症例などが少なからず存在することから，分析的妥当性がすでに確認された検査を用いて実施を行えば，いずれの免疫チェックポイント阻害薬も投与可能と考えられる。

MMR機能欠損を判定する検査としての次世代シークエンス（NGS）

　NGSを用いたMMR機能欠損を判定する検査も臨床的に有用である。組織を用いた包括的がんゲノムプロファイリング検査として，FoundationOne® CDx がんゲノムプロファイルとOncoGuide™ NCC オンコパネルシステムが本邦では承認されている（第7章組織検体を用いた包括的ゲノムプロファイリング検査参照）。FoundationOne® CDx がんゲノムプロファイルは，95のイントロン領域のマイクロサテライトマーカーを評価しMSIの判定を行うことが可能である。MSI検査やIHC検査との一致率は97%と高く[60]，MSI検査でMSSながらIHC検査でdMMRであった症例もNGS法で診断できる可能性が示されている[61]。2021年6月，本邦においてFoundationOne® CDx がMSI-Hを有するがんに対するニボルマブおよびペムブロリズマブのコンパニオン診断として承認された。OncoGuide™ NCC オンコパネルでは576カ所のモノリピートから5塩基までのマイクロサテライトを対象に，腫瘍組織と血液細胞（正常）との比較によりMSIスコアを算出し，MSIスコアが30以上の場合にMSI-Hと判断する（2023年1月1日時点ではコンパニオン診断としては承認されていない）。そのほか，MSK-IMPACTを用いたMSIsensorアルゴリズム[62]や全エクソーム塩基配列解析を用いたMOSAICアルゴリズム・MANTISアルゴリズム等[63,64]が報告されているが，含まれるマイクロサテライトマーカーやアルゴリズムによりMSI判定方法が異なる点に注意が必要である。またNGS検査は，提出検体の量や質などの影響のため測定不能となる可能性がほかの検査より高いこと，サンプル提出から結果到着までに要する時間（turnaround time：TAT）も数週間を要する。したがって，実臨床での利用は慎重に判断する必要があり，従来

のコンパニオン検査と完全に一致するものではないことも踏まえ，結果の解釈にはエキスパートパネルによる総合的な判断が必要となる。

　血液を用いた NGS 検査においても MMR 機能欠損判定は組織を用いる従来法と比較し高い一致率が報告されている[65]。本邦においても Guardant360® CDx がん遺伝子パネルは，2022 年 3 月 10 日にペムブロリズマブの効果が期待できる MSI-H を有する固形がんを有する患者およびニボルマブの効果が期待できる MSI-H 結腸・直腸がん患者の特定に用いるコンパニオン診断薬として製造販売承認を取得した。

コメント1 **MMR 機能欠損を判定する検査の説明同意について**

　MMR 機能欠損を判定する検査は，リンチ症候群が疑われる大腸がん患者を対象に補助的診断・第 2 次スクリーニングとして実施されてきた。MSI 検査（FALCO）が免疫チェックポイント阻害薬の適応判定のコンパニオン診断薬や術後補助療法の治療選択としても承認されたことから，検査対象が大腸がん全体に広がり，MSI 検査の需要は急増している。また蛋白発現を評価する免疫染色を用いた dMMR 検査も本邦ですでに薬事承認をされている。リンチ症候群のスクリーニングを目的としない場合は，あくまでも治療選択を目的とした検査であることから，①検査の目的が免疫チェックポイント阻害薬や術後補助化学療法の選択のためであること，②検査がリンチ症候群診断のスクリーニングにもなり得ることについて説明し，患者の同意を得たうえで検査を実施する。日本遺伝性腫瘍学会からは，「臨床的にリンチ症候群の可能性を積極的に疑わない患者に対しては，検査前にリンチ症候群に関する詳細な理解や，遺伝性腫瘍の診断を前提とした同意書を取得する特別な必要性は認められず，あくまで通常の医療行為として必要な説明を行い，同意を得て，診療録に記載すべきもの」との見解も 2022 年 1 月に出されている。なお，検査結果と臨床的な必要性に応じてリンチ症候群に関する情報提供を行うとともに，遺伝医療に関わる経験を有した医療従事者（臨床遺伝専門医，認定遺伝カウンセラー，遺伝性腫瘍専門医，家族性腫瘍カウンセラー，遺伝性腫瘍コーディネーターなど）と連携をとることが推奨され，必要に応じ遺伝医療にかかわる医療従事者と連携をとり，遺伝カウンセリングを実施できる体制を整備しておく必要がある。詳しくは「遺伝性大腸癌診療ガイドライン 2020 年版」を参照されたい。

【参考文献】

1) Boland CR, Goel A：Microsatellite instability in colorectal cancer. Gastroenterology 138：2073-87.e3, 2010
2) Ribic CM, Sargent DJ, Moore MJ, et al：Tumor microsatellite-instability status as a predictor of benefit from fluorouracil-based adjuvant chemotherapy for colon cancer. N Engl J Med 349：247-57, 2003
3) Chen DS, Mellman I：Elements of cancer immunity and the cancer-immune set point. Nature 541：321-30, 2017
4) Llosa NJ, Cruise M, Tam A, et al：The vigorous immune microenvironment of microsatellite instable colon cancer is balanced by multiple counter-inhibitory checkpoints. Cancer Discov 5：43-51, 2015
5) Le DT, Uram JN, Wang H, et al：PD-1 Blockade in Tumors with Mismatch-Repair Deficiency. N Engl J Med 372：2509-20, 2015
6) Dung L, Thierry A, Won K, et al：P-274Pembrolizumab for patients with previously treated, mismatch repair-deficient microsatellite instability-high advanced colorectal carcinoma：phase 2 KEYNOTE-164 study. Annals of Oncology 27（Suppl 2）：ii79-ii79, 2016
7) Diaz L, Marabelle A, Kim TW, et al：386PEfficacy of pembrolizumab in phase 2 KEYNOTE-164 and

KEYNOTE-158 studies of microsatellite instability high cancers. Annals of Oncology 28 (suppl_5), 2017

8) Hara H, Yoshino T, Taniguchi H, et al : 1062-Phase 2 KEYNOTE-164 Study of Pembrolizumab (pembro) Monotherapy for Patients (pts) With Previously Treated, Mismatch Repair-Deficient (dMMR) Advanced Colorectal Cancer (CRC) : Primary and Japan Subgroup Analyses. Annals of Oncology 29 (suppl_9) : ix28-ix45, 2018

9) André T, Shiu KK, Kim TW, et al : KEYNOTE-177 Investigators : Pembrolizumab in Microsatellite-Instability-High Advanced Colorectal Cancer. N Engl J Med 383 : 2207-18, 2020

10) Diaz LA Jr, Shiu KK, Kim TW, et al : KEYNOTE-177 Investigators : Pembrolizumab versus chemotherapy for microsatellite instability-high or mismatch repair-deficient metastatic colorectal cancer (KEYNOTE-177) : final analysis of a randomised, open-label, phase 3 study. Lancet Oncol 23 : 659-70, 2022

11) Overman MJ, McDermott R, Leach JL, et al : Nivolumab in patients with metastatic DNA mismatch repair-deficient or microsatellite instability-high colorectal cancer (CheckMate 142) : an open-label, multicentre, phase 2 study. Lancet Oncol 18 : 1182-91, 2017

12) Lenz HJ, Van Cutsem E, Luisa Limon M, et al : First-Line Nivolumab Plus Low-Dose Ipilimumab for Microsatellite Instability-High/Mismatch Repair-Deficient Metastatic Colorectal Cancer : The Phase II CheckMate 142 Study. J Clin Oncol 40 : 161-70, 2022

13) Le DT, Durham JN, Smith KN, et al : Mismatch repair deficiency predicts response of solid tumors to PD-1 blockade. Science 357 : 409-13, 2017

14) Le DT, Kim TW, Van Cutsem E, et al : Phase II Open-Label Study of Pembrolizumab in Treatment-Refractory, Microsatellite Instability-High/Mismatch Repair-Deficient Metastatic Colorectal Cancer : KEYNOTE-164. J Clin Oncol 38 : 11-9, 2020

15) Overman MJ, Lonardi S, Wong KYM, et al : Durable Clinical Benefit With Nivolumab Plus Ipilimumab in DNA Mismatch Repair-Deficient/Microsatellite Instability-High Metastatic Colorectal Cancer. J Clin Oncol 36 : 773-9, 2018

16) Hutchins G, Southward K, Handley K, et al : Value of mismatch repair, KRAS, and BRAF mutations in predicting recurrence and benefits from chemotherapy in colorectal cancer. J Clin Oncol 29 : 1261-70, 2011

17) Bertagnolli MM, Redston M, Compton CC, et al : Microsatellite instability and loss of heterozygosity at chromosomal location 18q : prospective evaluation of biomarkers for stages II and III colon cancer--a study of CALGB 9581 and 89803. J Clin Oncol 29 : 3153-62, 2011

18) Roth AD, Tejpar S, Delorenzi M, et al : Prognostic role of KRAS and BRAF in stage II and III resected colon cancer : results of the translational study on the PETACC-3, EORTC 40993, SAKK 60-00 trial. J Clin Oncol 28 : 466-74, 2010

19) Yamanaka T, Oki E, Yamazaki K, et al : 12-Gene Recurrence Score Assay Stratifies the Recurrence Risk in Stage II/III Colon Cancer With Surgery Alone : The SUNRISE Study. J Clin Oncol 34 : 2906-13, 2016

20) Asaka S, Arai Y, Nishimura Y, et al : Microsatellite instability-low colorectal cancer acquires a KRAS mutation during the progression from Dukes'A to Dukes'B. Carcinogenesis 30 : 494-9, 2009

21) Carethers JM, Chauhan DP, Fink D, et al : Mismatch repair proficiency and in vitro response to 5-fluorouracil. Gastroenterology 117 : 123-31, 1999

22) Sargent DJ, Marsoni S, Monges G, et al : Defective mismatch repair as a predictive marker for lack of efficacy of fluorouracil-based adjuvant therapy in colon cancer. J Clin Oncol 28 : 3219-26, 2010

23) Gavin PG, Colangelo LH, Fumagalli D, et al : Mutation profiling and microsatellite instability in stage II and III colon cancer : an assessment of their prognostic and oxaliplatin predictive value. Clin Cancer Res 18 : 6531-41, 2012

24) Taieb J, Le Malicot K, Shi Q, et al : Prognostic Value of BRAF and KRAS Mutations in MSI and MSS

Stage Ⅲ Colon Cancer. J Natl Cancer Inst 109：djw272, 2016

25）Zaanan A, Shi Q, Taieb J, et al：Role of Deficient DNA Mismatch Repair Status in Patients With Stage Ⅲ Colon Cancer Treated With FOLFOX Adjuvant Chemotherapy：A Pooled Analysis From 2 Randomized Clinical Trials. JAMA Oncol 4：379-83, 2018

26）Sinicrope FA, Shi Q, Allegra CJ, et al：Association of DNA Mismatch Repair and Mutations in BRAF and KRAS With Survival After Recurrence in Stage Ⅲ Colon Cancers：A Secondary Analysis of 2 Randomized Clinical Trials. JAMA Oncol 3：472-80, 2017

27）Park IJ, You YN, Agarwal A, et al：Neoadjuvant treatment response as an early response indicator for patients with rectal cancer. J Clin Oncol 30：1770-6, 2012

28）de Rosa N, Rodriguez-Bigas MA, Chang GJ, et al：DNA Mismatch Repair Deficiency in Rectal Cancer：Benchmarking Its Impact on Prognosis, Neoadjuvant Response Prediction, and Clinical Cancer Genetics. J Clin Oncol 34：3039-46, 2016

29）Hasan S, Renz P, Wegner RE, et al：Microsatellite Instability（MSI）as an Independent Predictor of Pathologic Complete Response（PCR）in Locally Advanced Rectal Cancer：A National Cancer Database（NCDB）Analysis. Ann Surg 271：716-23, 2020

30）Verschoor YL, Berg Jvd, Beets G, et al：Neoadjuvant nivolumab, ipilimumab, and celecoxib in MMR-proficient and MMR-deficient colon cancers：Final clinical analysis of the NICHE study. Journal of Clinical Oncology 40：3511-3511, 2022

31）Bando H, Tsukada Y, Inamori K, et al：Preoperative Chemoradiotherapy plus Nivolumab before Surgery in Patients with Microsatellite Stable and Microsatellite Instability-High Locally Advanced Rectal Cancer. Clin Cancer Res 28：1136-46, 2022

32）Cercek A, Lumish M, Sinopoli J, et al：PD-1 Blockade in Mismatch Repair-Deficient, Locally Advanced Rectal Cancer. N Engl J Med 386：2363-76, 2022

33）Cercek A, Lumish MA, Sinopoli JC, et al：Single agent PD-1 blockade as curative-intent treatment in mismatch repair deficient locally advanced rectal cancer. Journal of Clinical Oncology 40：LBA5-LBA5, 2022

34）Hampel H, Frankel WL, Martin E, et al：Screening for the Lynch syndrome（hereditary nonpolyposis colorectal cancer）. N Engl J Med 352：1851-60, 2005

35）Barrow E, Hill J, Evans DG：Cancer risk in Lynch Syndrome. Fam Cancer 12：229-40, 2013

36）Chika N, Eguchi H, Kumamoto K, et al：Prevalence of Lynch syndrome and Lynch-like syndrome among patients with colorectal cancer in a Japanese hospital-based population. Jpn J Clin Oncol 47：108-17, 2017

37）Fujita M, Liu X, Iwasaki Y, et al：Population-based Screening for Hereditary Colorectal Cancer Variants in Japan. Clin Gastroenterol Hepatol 20：2132-41, 2022

38）Aaltonen LA, Peltomäki P, Mecklin JP, et al：Replication errors in benign and malignant tumors from hereditary nonpolyposis colorectal cancer patients. Cancer Res 54：1645-8, 1994

39）Aaltonen LA, Salovaara R, Kristo P, et al：Incidence of hereditary nonpolyposis colorectal cancer and the feasibility of molecular screening for the disease. N Engl J Med 338：1481-7, 1998

40）Peltomäki P：Role of DNA mismatch repair defects in the pathogenesis of human cancer. J Clin Oncol 21：1174-9, 2003

41）Ishikubo T, Nishimura Y, Yamaguchi K, et al：The clinical features of rectal cancers with high-frequency microsatellite instability（MSI-H）in Japanese males. Cancer Lett 216：55-62, 2004

42）van Lier MG, Leenen CH, Wagner A, et al：LIMO Study Group：Yield of routine molecular analyses in colorectal cancer patients ≤70 years to detect underlying Lynch syndrome. J Pathol 226：764-74, 2012

43）Julié C, Trésallet C, Brouquet A, et al：Identification in daily practice of patients with Lynch syndrome（hereditary nonpolyposis colorectal cancer）：revised Bethesda guidelines-based approach versus molecular screening. Am J Gastroenterol 103：2825-35；quiz 2836, 2008

44）Latham A, Srinivasan P, Kemel Y, et al：Microsatellite Instability Is Associated With the Presence of

Lynch Syndrome Pan-Cancer. J Clin Oncol 37：286-95, 2019

45）Järvinen HJ, Aarnio M, Mustonen H, et al：Controlled 15-year trial on screening for colorectal cancer in families with hereditary nonpolyposis colorectal cancer. Gastroenterology 118：829-34, 2000

46）Kempers MJ, Kuiper RP, Ockeloen CW, et al：Risk of colorectal and endometrial cancers in EPCAM deletion-positive Lynch syndrome：a cohort study. Lancet Oncol 12：49-55, 2011

47）Dietmaier W, Wallinger S, Bocker T, et al：Diagnostic microsatellite instability：definition and correlation with mismatch repair protein expression. Cancer Res 57：4749-56, 1997

48）Bocker T, Diermann J, Friedl W, et al：Microsatellite instability analysis：a multicenter study for reliability and quality control. Cancer Res 57：4739-43, 1997

49）Boland CR, Thibodeau SN, Hamilton SR, et al：A National Cancer Institute Workshop on Microsatellite Instability for cancer detection and familial predisposition：development of international criteria for the determination of microsatellite instability in colorectal cancer. Cancer Res 58：5248-57, 1998

50）Clendenning M, Senter L, Hampel H, et al：A frame-shift mutation of PMS2 is a widespread cause of Lynch syndrome. J Med Genet 45：340-5, 2008

51）Shia J, Zhang L, Shike M, et al：Secondary mutation in a coding mononucleotide tract in MSH6 causes loss of immunoexpression of MSH6 in colorectal carcinomas with MLH1/PMS2 deficiency. Mod Pathol 26：131-8, 2013

52）Goel A, Nagasaka T, Hamelin R, et al：An optimized pentaplex PCR for detecting DNA mismatch repair-deficient colorectal cancers. PLoS One 5：e9393, 2010

53）Bando H, Okamoto W, Fukui T, et al：Utility of the quasi-monomorphic variation range in unresectable metastatic colorectal cancer patients. Cancer Sci 109：3411-5, 2018

54）Shia J, Stadler Z, Weiser MR, et al：Immunohistochemical staining for DNA mismatch repair proteins in intestinal tract carcinoma：how reliable are biopsy samples? Am J Surg Pathol 35：447-54, 2011

55）Kumarasinghe AP, de Boer B, Bateman AC, et al：DNA mismatch repair enzyme immunohistochemistry in colorectal cancer：a comparison of biopsy and resection material. Pathology 42：414-20, 2010

56）O'Brien O, Ryan É, Creavin B, et al：Correlation of immunohistochemical mismatch repair protein status between colorectal carcinoma endoscopic biopsy and resection specimens. J Clin Pathol 71：631-6, 2018

57）Bao F, Panarelli NC, Rennert H, et al：Neoadjuvant therapy induces loss of MSH6 expression in colorectal carcinoma. Am J Surg Pathol 34：1798-804, 2010

58）Watanabe Y, Koi M, Hemmi H, et al：A change in microsatellite instability caused by cisplatin-based chemotherapy of ovarian cancer. Br J Cancer 85：1064-9, 2001

59）Vilkin A, Halpern M, Morgenstern S, et al：How reliable is immunohistochemical staining for DNA mismatch repair proteins performed after neoadjuvant chemoradiation? Hum Pathol 45：2029-36, 2014

60）FoundationOne：SUMMARY OF SAFETY AND EFFECTIVENESS DATA（SSED）.

61）Vanderwalde A, Spetzler D, Xiao N, et al：Microsatellite instability status determined by next-generation sequencing and compared with PD-L1 and tumor mutational burden in 11,348 patients. Cancer Med 7：746-56, 2018

62）Middha S, Zhang L, Nafa K, et al：Reliable Pan-Cancer Microsatellite Instability Assessment by Using Targeted Next-Generation Sequencing Data. JCO Precis Oncol 2017：PO.17.00084, 2017

63）Hause RJ, Pritchard CC, Shendure J, et al：Classification and characterization of microsatellite instability across 18 cancer types. Nat Med 22：1342-50, 2016

64）Bonneville R, Krook MA, Kautto EA, et al：Landscape of Microsatellite Instability Across 39 Cancer Types. JCO Precis Oncol 2017：PO.17.00073, 2017

65）Willis J, Lefterova MI, Artyomenko A, et al：Validation of Microsatellite Instability Detection Using a Comprehensive Plasma-Based Genotyping Panel. Clin Cancer Res 25：7035-45, 2019

7 組織検体を用いた包括的ゲノムプロファイリング検査

7.1 背景

次世代シークエンサーを用いた包括的ゲノムプロファイリング検査（CGP）の概要

次世代シークエンス(NGS)は超並列シークエンスの原理に基づく塩基配列解析法である。従来法であるサンガー法と比較して，塩基配列解読能力が飛躍的に向上し，超高速かつ大量にゲノム解読が可能となった[1,2]。ゲノム配列決定に基づくゲノム配列の差異（変異）の同定だけでなく，ゲノムのコピー数解析（増幅・欠損），修飾を受けているゲノム部位の同定とその頻度の定量，トランスクリプトーム解析によるRNA量（発現）の決定，融合遺伝子の探索などが可能である。これまでのがん関連遺伝子検査では，単一遺伝子や少数遺伝子を対象に検査が行われてきたが，NGSを用い多数の遺伝子異常を一度に評価することが可能となった。これにより，希少フラクションと呼ばれる頻度の低いドライバー遺伝子異常が同定され，これらに対する分子標的治療薬開発が活発に行われている。

CGP検査の分析学的妥当性

CGP検査の目的は，治療方針の策定および治療薬の適応判定の補助となる遺伝子異常の情報を得ることであり，検査システムは，解析対象遺伝子の選択の妥当性，解析対象異常に対する検出性能の妥当性，レポート作成工程およびレポートの提示内容の妥当性に基づいた臨床性能を有することが必須である。

解析対象遺伝子の選択の妥当性については，固形がん患者において，コンパニオン診断薬やバイオマーカーが承認または開発されている分子標的薬と関連する異常，がんの発症，増殖または抑制に関連する異常が報告されている遺伝子が網羅的に含まれることが重要である。

解析対象の遺伝子異常を検出する性能の妥当性については，代表的な塩基置換，挿入/欠失，コピー数異常および融合遺伝子において，真度，精度，特異性および最小検出感度等が示されていることが重要である。また，コンパニオン診断薬としての臨床性能については，本邦で既承認のコンパニオン診断薬との分析学的同等性が示されていることが重要である。大腸がんの腫瘍組織検体を用いてNGS法による*RAS*変異検査あるいは*BRAF*変異検査をダイレクトシークエンス法（サンガー法）などの標準法と比較した検討では，両者の結果の一致率は92～100%と高いことが報告されている[3-6]。また，パネル検査を用いた*KRAS/NRAS*エクソン2，3，4および*BRAF*エクソン15の検査は，全ての領域をサンガー法により検査する場合と比べて費用および結果判明に要する時間は同程度であり，必要DNA量は少量で済むと報告されている[7]。FoundationOne® CDxがんゲノムプロファイルには複数のコンパニオン診断薬が搭載されており，既承認コンパニオン診断薬との分析学的同等性について判

定一致率の非劣性が確認されている。レポート作成工程と提示内容の妥当性については，遺伝子異常の検出基準，データの品質評価基準，レポートへの出力基準に基づき適切に管理されていることが求められる。

7.2

基本的要件

切除不能進行再発大腸がん患者に対し，治療薬適応判定の補助として，組織検体を用いた包括的ゲノムプロファイリング検査を実施する※。

推奨度

強く推奨する［SR 9名］

※現在の包括的ゲノムプロファイリング検査は，「標準治療がない固形がん患者又は局所進行若しくは転移が認められ標準治療が終了となった固形がん患者（終了が見込まれる者を含む。）」を対象としている。

CGP検査は，がんの発生・増殖または抑制に関連する異常が報告されている遺伝子，ならびにコンパニオン診断薬やバイオマーカーとして承認されている，または開発中の分子標的薬と関連する遺伝子異常を包括的に含んでいるため，その情報に基づいた治療効果が期待される薬剤の選択，予後予測に関わる情報が入手可能である。分子標的薬の標的となる遺伝子異常を認める腫瘍では，標的がない腫瘍よりも，分子標的薬を用いた治療により予後が延長することが示されている。第Ｉ相試験に参加した大腸がんを含む症例を後ろ向きに解析したところ，標的となる分子異常を認めた症例では，奏効割合，無増悪生存期間，全生存期間が良好であることが示されている[8,9,10]。またCGP検査の有用性を検証したメタアナリシスでも，消化器がんを含むさまざまながん種を対象にした第Ⅱ相試験，計570試験32,148例において，遺伝子パネル検査の結果に基づいた治療選択により奏効割合，無増悪生存期間，全生存期間が良好であることが示されている[11]。以上より，ゲノムプロファイルから治療方針策定の補助となる遺伝子異常の情報が得られ，有効ながん薬物療法の選択につながる可能性があることから，切除不能進行再発大腸がん患者に対しCGP検査を行うことは強く推奨される。ただし，実際にCGP検査に基づいた治療に結びついた患者の割合は1割以下にとどまること[12]，本邦の保険診療ではエキスパートパネルによる検査結果の審議が必須になっているなど通常の遺伝子関連検査よりも結果返却までに時間がかかること，二次的所見で遺伝性腫瘍が認められ患者およびその家族に心理的な負担を与える可能性があることなど種々のデメリットについても考慮する必要がある。

検出される遺伝子異常のプロファイルはがん種ごとに特徴があり，治療に結びつく割合も異なるが，本邦で行われた固形がんを対象とした初回化学療法前のCGP検査の意義を検討した単施設の前向き観察研究では，大腸がんにおいても何らかの治療に紐付く遺伝子異常の検出率が60人中48人（80％）と，解析対象症例全体の197人中124人（62.9％）とほぼ変わらない割合であり，CGP検査が大腸がんにおいても有用な検査であることが示唆されている[13]。また，分子標的治療薬の適応判断において，複数のコンパニオン診断薬を個別に実施するより，1回のパネル検査で複数の標的薬の適応を判断することは，時間的・経済的に理にかなっている。コンパニオン診断の多い非小細胞肺がんにおいて，従来の単一遺伝子の検

表1 薬事承認されたがん遺伝子パネル検査の詳細

遺伝子パネル名	OncoGuide™ NCC オンコパネルシステム	FoundationOne® CDx がんゲノムプロファイル
対象遺伝子数 塩基置換，挿入/欠失，コピー数異常，融合など	124 13（融合遺伝子）	324 36（融合遺伝子）
MSI	解析可能	解析可能
TMB	解析可能	解析可能
必要なサンプル	組織 DNA，血液 DNA	組織 DNA
生殖細胞系列バリアント	解析可能	なし
遺伝子異常の検出判定基準	塩基置換 アレル頻度 5%以上 挿入/欠失 アレル頻度 5%以上 コピー数異常 遺伝子増幅を示す領域の Depth の中央値 ≥200 かつ，コピー数 ≥8 (Depth) 比≥4, log (Depth 比) ≥2 融合遺伝子 アレル頻度 3%以上 全リード数に占める割合が 2.0×10^{-6} 以上	塩基置換 アレル頻度 5%以上 挿入/欠失 アレル頻度 5%以上 コピー数異常 腫瘍割合 20%以上 遺伝子増幅：ディプロイド：6 コピー以上（ただし，*ERBB2* の場合，ディプロイドは 5 コピー以上），トリプロイド：7 コピー以上，テトラプロイド：8 コピー以上 ホモ接合型欠失：0 コピー 融合遺伝子 異なる染色体上または 10 Mbp 以上離れたリードペアが 5 つ以上（既知の融合遺伝子の場合は 3 つ以上）
薬事承認日	2018 年 12 月 25 日	2018 年 12 月 27 日

MSI：microsatellite instability，TMB：tumor mutational burden

査を繰り返すよりも CGP 検査を行ったほうがコスト削減につながることが示されており[14]，大腸がんにおいても米国の保険制度を基とした 500 万人の仮想プランで，通常行われている検査の 20%を一次治療前の CGP 検査に変更した場合，一人当たりわずか 0.003 ドル/月の検査コスト増で，ゲノム情報に基づく治療の機会を得る大腸がん患者が 15.5 人増加するという試算が得られている[15]。現状で CGP 検査は，「標準治療がない固形がん患者又は局所進行若しくは転移が認められ標準治療が終了となった固形がん患者（終了が見込まれる者を含む。）」を対象としているが，前述のように結果返却までの時間，二次的所見としての遺伝性腫瘍などさまざまな改善点があるものの，将来的には CGP 検査は一次治療開始前に施行されることが望まれる。

薬事承認されたがん遺伝子パネル検査（表1）

①OncoGuide™ NCC オンコパネルシステム

　腫瘍組織より抽出された DNA と患者白血球由来の DNA をそれぞれシークエンスして結果を比較し，腫瘍特異的な遺伝子異常を正確に捉える仕組みをとっている。腫瘍組織より抽出された DNA 中の 124 のがん関連遺伝子における遺伝子異常と 13 の融合遺伝子，および MSI，TMB を解析できる。生殖細胞系列バリアントが確定する特徴をもつ。

②FoundationOne® CDx がんゲノムプロファイル

　腫瘍組織より抽出された DNA 中の 324 のがん関連遺伝子における遺伝子異常と 36 の融合

遺伝子，および MSI，TMB を解析できる。大腸がんでは*KRAS/NRAS*の遺伝子変異と MSI-H がコンパニオン診断として搭載されている。また，固形がんとして MSI-H，TMB-H，*NTRK1/2/3*融合遺伝子がコンパニオン診断として搭載されている。

③GenMineTOP がんゲノムプロファイリングシステム

腫瘍組織由来の塩基配列および非腫瘍細胞由来の塩基配列とのペア解析を行うことにより，737 のがん関連遺伝子について DNA を用い塩基置換，挿入/欠失，コピー数異常を検出するとともに，RNA の解析により，融合，エクソンスキッピングの検出および発現情報を取得する。

包括的ゲノムプロファイリング検査に基づく治療

コンパニオン診断薬として薬事承認された異常が検出された場合は承認薬の使用が推奨され，それ以外の場合にはエビデンスレベルを踏まえ，治験・先進医療・薬価基準収載医薬品の適応外使用等の評価療養や患者申出療養等の保険外併用療養費制度の利用が考慮される。がんゲノム中核拠点病院において，CGP 検査に基づいた治療に結びついた患者の割合は 2019 年 6 月～2020 年 1 月では 3.7％（28 人/754 人），2020 年 2 月～2021 年 1 月では 7.7％（176 人/2,295 人）であり経時的な増加を認めている（$p<0.001$）。内訳として，治験等に登録された割合はそれぞれ 2.1％，4.7％（$p=0.002$），既承認薬を投与された症例の割合はそれぞれ 1.1％，2.3％（$p=0.048$）でいずれも上昇していた[12]。

患者申出療養制度は，患者の申し出により適応外の薬剤の使用が許される制度であるが，実施に関わる費用は薬剤費を含め患者の負担となり，また実際の手続きには数カ月を必要とする。2023 年 1 月 1 日現在，CGP 検査後の治療選択肢を増やし，また適応外使用患者の治療成績・安全性データ収集を行う目的で，患者申出療養を活用した受け皿試験（BELIEVE）が実施されている。本試験ではマスタープロトコールを用意し，薬剤提供までの手順を確立しておくことで複数の遺伝子異常に対応して治療を効率的に行うことが可能である。本試験では，試験の遂行に関わる費用は患者負担だが，薬剤については無償提供される。

CGP 検査で認められる actionable な希少フラクション

大腸がんで検出される actionable な希少フラクションのうち，治療効果が期待される主な遺伝子異常を表 2 に示す（MSI-H については第 6 章ミスマッチ修復機能欠損を判定するための検査を参照）。このうち，*NTRK1/2/3*融合遺伝子，TMB-H（後述）がコンパニオン診断薬として承認されている。なお，CGP 検査でコンパニオン診断薬が存在する遺伝子異常等が確認された場合，エキスパートパネルが，添付文書・ガイドライン・文献等を踏まえ，当該遺伝子異常等に係る医薬品投与が適切であると推奨した場合であれば，改めてコンパニオン検査を行うことなく当該医薬品の投与が可能である（2019 年 6 月 4 日，厚生労働省保険局通知）。よって，OncoGuide™ NCC オンコパネルシステムで*NTRK1/2/3*融合遺伝子が認められた場合でも，保険診療としてエヌトレクチニブやラロトレクチニブの投与が可能である。同様に TMB-H が認められた場合はペムブロリズマブの投与が可能である。一方，それ以外の遺伝子異常が大腸がんを対象とした CGP 検査で検出された場合は，現時点で国内承認薬がないことから，治験等への積極的な参加が推奨される。

表2 Actionable な希少フラクションと検査法

	大腸がんにおける頻度[19,20]（%）	OncoGuide™ NCC オンコパネルシステム	FoundationOne® CDx がんゲノムプロファイル
NTRK1/2/3 融合遺伝子	～1	◯	◎
TMB-H	5	◯	◎
HRBB2 増幅	2～4	◯	◯
KRAS G12C	2	◯	◯
BRAF non V600E	2	◯	◯
MET 増幅	2	◯	◯
ALK 融合遺伝子	～1	◯	◯
ROS1 融合遺伝子	～1	◯	◯
RET 融合遺伝子	～1	◯	◯

TMB：tumor mutational burden，◎：コンパニオン診断薬として承認，◯：体外診断用医薬品として承認

NTRK 融合遺伝子

　神経栄養受容体チロシンキナーゼ（neurotrophin receptor tyrosine kinase：NTRK）遺伝子には，*NTRK1*，*NTRK2* および *NTRK3* のサブタイプが存在し，それぞれトロポミオシン受容体キナーゼ（TRK）蛋白質である TRKA，TRKB および TRKC をコードする。*NTRK* のがん遺伝子としての活性化は融合遺伝子として最も多く認められ，臓器横断的に融合遺伝子が認められる。乳腺分泌がんや頭頸部領域にできる唾液腺分泌がんなど稀ながん種では90％以上に *NTRK* 融合遺伝子が認められる一方，大腸がんでは1％以下と低頻度である[16]。*NTRK* 融合遺伝子陽性固形がんを対象に，ROS1/TRK 阻害薬であるエヌトレクチニブが2019年6月，TRK 選択的阻害薬であるラロトレクチニブが2021年3月に薬事承認となった。

　NTRK 融合遺伝子は，*NTRK1～3* にまたがり，融合パートナーも多岐にわたるため*NTRK1～3* いずれの融合遺伝子も検出可能な NGS 検査が推奨される。大腸がん患者2,929人を含む33,997人38,095検体を MSK-IMPACT で解析した研究では *NTRK* 融合遺伝子の検出感度は81.1％，特異度は99.9％と報告されている[17]。カバーする融合遺伝子は検査ごとに異なるため，検査内容を熟知する必要がある。FoundationOne® CDx がんゲノムプロファイルと FoundationOne® Liquid CDx がんゲノムプロファイルにおいては，*NTRK3* のイントロン領域はカバーしておらず，頻度の高い転座相手の *ETV6* を検出対象としている。

TMB-H

　腫瘍遺伝子変異量（tumor mutational burden：TMB）は100万個の塩基当たりの遺伝子変異数（mut/Mb）を単位として表される。TMB は従来全ゲノム検査や全エクソン検査で評価されてきたが，TMB 解析領域が1.1 Mb を超えるパネル検査では全エクソン検査の結果との相関が得られており，2023年1月1日現在，わが国で保険承認となっている FoundationOne® CDx がんゲノムプロファイル，OncoGuide™ NCC オンコパネルシステムのいずれも高い相関を示すことが報告されている[18,19]。TMB-H を示す前治療不応・不耐の切除不能進行再発固形がんに対するペムブロリズマブの有効性が，第II相試験である KEYNOTE-158 試験において示され，2022年2月に本邦でも承認された[20]。本試験では FoundationOne® CDx で解析された TMB が10 mut/Mb 以上の症例が TMB-H として定義され，わが国でもコン

パニオン診断となっている。TMB のカットオフ値である 10 mut/Mb は，がん種横断的なカットオフ値の適用に向けた産官学によるコンソーシアムにて，コンセンサスが得られた値である[21,22]。

　一方で，TMB については，がん種ごとに ICI の有効性に関わるカットオフ値が異なる可能性が示唆されている。ICI が投与された 16 がん種 1,678 人の後ろ向きな解析では，大腸がん症例 50 人中，TMB＜10（43 人）の奏効割合は 5%，TMB≧10（7 人）の奏効割合は 14% であった[23]。また，ICI が投与された大腸がん患者 137 人の後ろ向き解析では，TMB≧10 mut/Mb の群から dMMR の患者，*POLD1* もしくは *POLE* に変異のある患者を除いて解析したところ，TMB＜10 mut/Mb 群と TMB≧10 mut/Mb 群で全生存期間に有意差は認められなかった[24]。なお，各遺伝子パネル検査で算出される TMB 値は同一症例でも異なる場合があり，ペムブロリズマブの投与対象としての TMB≧10 mut/Mb という閾値も Foundation-One® CDx がんゲノムプロファイル以外のパネル検査では異なる可能性があることには注意が必要である[25]。

サイドメモ 1　意義不明の変異（variant of unknown significance：VUS）

　NGS を用いた腫瘍細胞の遺伝子解析では多くの変異が見つかるが，その多くは VUS である。がん遺伝子における低頻度の変異は，がん化を強力に引き起こすドライバー変異なのか，あるいは偶発的に生じたパッセンジャー変異なのかなど，意義が明確でない場合が多い。こうした VUS は，がん化能に加え薬剤感受性の有無も不明であるため，解釈がしばしば困難となる。VUS の対応については，ClinVar や COSMIC などの公的データベースや，すでにアノテーションが十分に行われた遺伝子関連ゲノム情報データベースを参考に，エキスパートパネルが方針を決めるのが適当と考えられる。

サイドメモ 2　二次的所見

　CGP 検査において生殖細胞系列に病的と確定できる遺伝子変異が見出されることを二次的所見と呼ぶ。MSK-IMPACT 検査が施行された 1,040 人について，血液検体を用いて生殖細胞系列バリアントが確定した 182 人のうち 101 人（56%）は家族歴や表現型からは遺伝性腫瘍が疑われない患者であったことが報告されており，二次的所見が認められることを前提に検査を行う必要がある[26]。大腸がん患者における CGP 検査では 151 人中 15 人（9.9%）で大腸がんに関わる生殖細胞系列バリアントが認められたという報告がある[27]。二次的所見への対応については，倫理的法的社会的課題研究事業で行われた「国民が安心してゲノム医療を受けるための社会実現に向けた倫理社会的課題抽出と社会環境整備」の「ゲノム医療におけるコミュニケーションプロセスに関するガイドライン」を参照していただきたい。

【参考文献】

1) Meyerson M, Gabriel S, Getz G：Advances in understanding cancer genomes through second-generation sequencing. Nat Rev Genet 11：685-96, 2010

2) Mardis ER：A decade's perspective on DNA sequencing technology. Nature 470：198-203, 2011

3) Gao J, Wu H, Wang L, et al：Validation of targeted next-generation sequencing for RAS mutation detection in FFPE colorectal cancer tissues：comparison with Sanger sequencing and ARMS-Scorpion real-time PCR. BMJ Open 6：e009532, 2016

4) Sakai K, Tsurutani J, Yamanaka T, et al：Extended RAS and BRAF Mutation Analysis Using Next-

Generation Sequencing. PLoS One 10：e0121891, 2015

5）Kothari N, Schell MJ, Teer JK, et al：Comparison of KRAS mutation analysis of colorectal cancer samples by standard testing and next-generation sequencing. J Clin Pathol 67：764-7, 2014

6）Malapelle U, Vigliar E, Sgariglia R, et al：Ion Torrent next-generation sequencing for routine identification of clinically relevant mutations in colorectal cancer patients. J Clin Pathol 68：64-8, 2015

7）Belardinilli F, Capalbo C, Buffone A, et al：Validation of the Ion Torrent PGM sequencing for the prospective routine molecular diagnostic of colorectal cancer. Clin Biochem 48：908-10, 2015

8）Tsimberidou AM, Wen S, Hong DS, et al：Personalized medicine for patients with advanced cancer in the phase Ⅰ program at MD Anderson：validation and landmark analyses. Clin Cancer Res 20：4827-36, 2014

9）Tsimberidou AM, Hong DS, Ye Y, et al：Initiative for Molecular Profiling and Advanced Cancer Therapy（IMPACT）：An MD Anderson Precision Medicine Study. JCO Precis Oncol 2017：PO.17.00002, 2017

10）Schwaederle M, Zhao M, Lee JJ, et al：Association of Biomarker-Based Treatment Strategies With Response Rates and Progression-Free Survival in Refractory Malignant Neoplasms：A Meta-analysis. JAMA Oncol 2：1452-9, 2016

11）Schwaederle M, Zhao M, Lee JJ, et al：Impact of Precision Medicine in Diverse Cancers：A Meta-Analysis of Phase Ⅱ Clinical Trials. J Clin Oncol 33：3817-25, 2015

12）Sunami K, Naito Y, Komine K, et al：Chronological improvement in precision oncology implementation in Japan. Cancer Sci 113：3995-4000, 2022

13）Kondo T, Matsubara J, Quy PN, et al：Comprehensive genomic profiling for patients with chemotherapy-naïve advanced cancer. Cancer Sci 112：296-304, 2021

14）Pennell NA, Mutebi A, Zhou ZY, et al：Economic Impact of Next-Generation Sequencing Versus Single-Gene Testing to Detect Genomic Alterations in Metastatic Non-Small-Cell Lung Cancer Using a Decision Analytic Model. JCO Precis Oncol 3：1-9, 2019

15）Proudman D, DeVito NC, Belinson S, et al：Comprehensive genomic profiling in advanced/metastatic colorectal cancer：number needed to test and budget impact of expanded first line use. J Med Econ 25：817-25, 2022

16）Cocco E, Scaltriti M, Drilon A：NTRK fusion-positive cancers and TRK inhibitor therapy. Nat Rev Clin Oncol 15：731-47, 2018

17）Solomon JP, Linkov I, Rosado A, et al：NTRK fusion detection across multiple assays and 33,997 cases：diagnostic implications and pitfalls. Mod Pathol 33：38-46, 2020

18）Chalmers ZR, Connelly CF, Fabrizio D, et al：Analysis of 100,000 human cancer genomes reveals the landscape of tumor mutational burden. Genome Med 9：34, 2017

19）Sunami K, Ichikawa H, Kubo T, et al：Feasibility and utility of a panel testing for 114 cancer-associated genes in a clinical setting：A hospital-based study. Cancer Sci 110：1480-90, 2019

20）Marabelle A, Fakih M, Lopez J, et al：Association of tumour mutational burden with outcomes in patients with advanced solid tumours treated with pembrolizumab：prospective biomarker analysis of the multicohort, open-label, phase 2 KEYNOTE-158 study. Lancet Oncol 21：1353-65, 2020

21）日本臨床腫瘍学会/日本癌治療学会/日本小児血液・がん学会編：成人・小児進行固形がんにおける臓器横断的ゲノム診療のガイドライン第3版. 金原出版, 2022

22）Merino DM, McShane LM, Fabrizio D, et al：Establishing guidelines to harmonize tumor mutational burden（TMB）：in silico assessment of variation in TMB quantification across diagnostic platforms：phase Ⅰ of the Friends of Cancer Research TMB Harmonization Project. J Immunother e000147, 2020

23）Valero C, Lee M, Hoen D, et al：Response Rates to Anti-PD-1 Immunotherapy in Microsatellite-Stable Solid Tumors With 10 or More Mutations per Megabase. JAMA Oncol 7：739-43, 2021

24）Rousseau B, Foote MB, Maron SB, et al：The Spectrum of Benefit from Checkpoint Blockade in Hypermutated Tumors. N Engl J Med 384：1168-70, 2021

25）AMED 医薬品等規制緩和・評価研究事業「遺伝子パネル検査によるコンパニオン診断システムの標準化に向けた検討」（永井班）提言「遺伝子パネル検査の分析学的同等性評価に係る留意点について」

26）Mandelker D, Zhang L, Kemel Y, et al：Mutation Detection in Patients With Advanced Cancer by Universal Sequencing of Cancer-Related Genes in Tumor and Normal DNA vs Guideline-Based Germline Testing. JAMA 318：825-35, 2017

27）You YN, Borras E, Chang K, et al：Detection of Pathogenic Germline Variants Among Patients With Advanced Colorectal Cancer Undergoing Tumor Genomic Profiling for Precision Medicine. Dis Colon Rectum 62：429-37, 2019

8 リキッドバイオプシー

8.1 背景

大腸がんに対するリキッドバイオプシー

リキッドバイオプシーは，血液や尿などの体液サンプルを用いて，直接腫瘍組織を採取することなく，腫瘍の状態を診断する検査法である。ヒトの血液中には通常でも一定量の遊離DNAが存在しているが，がん患者ではその量が増えることが知られている。正常細胞・腫瘍由来を含め，血漿中に存在するDNAを cell free DNA（cfDNA）と呼び，がん患者における腫瘍由来の cfDNA は circulating tumor DNA（ctDNA）と呼ばれる。ctDNA を用いて実施する体細胞遺伝子検査は，低侵襲かつリアルタイムに腫瘍の遺伝子異常を検出する検査法として大腸がん診療のさまざまな場面での活用が期待されている[1,2]（図1）。

腫瘍組織における遺伝子異常との一致と ctDNA 量

BEAMing 法や droplet デジタル PCR 法などの超高感度変異検出法の登場により，ctDNAを用いた遺伝子変異検出の感度は飛躍的に向上している。ctDNA を用いて *KRAS/NRAS* 変異を BEAMing 法により検出する OncoBEAM™ RAS CRC キットは腫瘍組織検体との高い一致率が報告され本邦で承認されている（第3章 *RAS* 変異検査参照）。また，切除不能例において，化学療法開始前の ctDNA 量が，予後不良因子となることが報告されている[3]。10 研究 1,076 例の大腸がん患者のメタアナリシスでは，治療前の cfDNA 値が中央値以上の高値群は有意に予後不良であった（HR 2.39，95％CI 2.03-2.82，$p < 0.001$）[4]。また，治療後早期のctDNA の減少が早期治療効果予測因子として有用であるという報告も多い。Tie らは，腫瘍

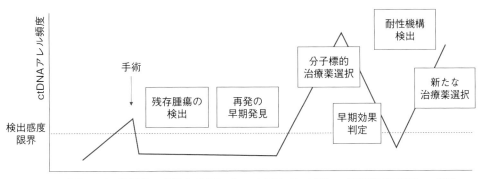

図1 想定される ctDNA 検査の臨床的有用性

組織内に変異アレルが検出された大腸がん 52 例のうち，48 例（92.3%）で治療開始前に ctDNA が検出でき，治療開始早期（2 コース目開始前）の ctDNA の減少が治療効果と相関することを示している[5]。既存の腫瘍マーカーよりも鋭敏に腫瘍量や化学療法の効果を予測できる可能性がある。

血漿検体を用いた包括的ゲノムプロファイリング検査

　再発大腸がん患者では，肝臓や肺など体の深部にのみ腫瘍組織が存在することがあり，腫瘍組織を採取する遺伝子検査は侵襲を伴う。よって，ctDNA から遺伝子検査を行うことができれば，腫瘍組織採取を回避することができる。さらに，ctDNA を用いた遺伝子検査は，腫瘍の不均一性（heterogeneity）の影響を受けず，患者がもつ腫瘍全体としての遺伝子異常の評価が可能で，clonal evolution の経時的変化や，腫瘍進行度，治療薬への反応や耐性化についての状態を推定することが可能である。病理組織検体の処理が不要であることから，結果判明までの時間（turnaround time：TAT）を短縮することができ，早急に治療レジメンを決定して薬物療法を開始したい場合などに特に有用性が高い。

　一方，ctDNA 検査の精度は血中への ctDNA 滲出量に影響される。ctDNA 滲出率は転移臓器や腫瘍量などに影響されるため注意が必要である。さらに，ctDNA ではクローン性造血（clonal hematopoiesis of indeterminate potential：CHIP）による偽陽性がある。CHIP とは，加齢に伴い造血幹細胞において体細胞変異が蓄積し，特定の変異を有する血液細胞がクローン性に増殖する現象であり，血液がんや冠動脈心疾患との関連が報告されている。血漿検体を用いた CGP 検査では，CHIP 由来の遺伝子変異が病的変異として報告され得る。CHIP 関連の変異アレル頻度は一般的に進行がんよりも低いとされているが，両者を明確に識別する方法はなく結果の解釈に注意が必要である。ctDNA と腫瘍組織による CGP 検査の利点と注意点を表 1 にまとめた。

微小残存腫瘍（MRD）検出を目的とした ctDNA 検査

　ctDNA は，血漿中の半減期が腫瘍マーカー（CEA，CA19-9）等に比較して極めて短いことが知られている[10]。よって，治癒切除後は，がんの残存がなければ ctDNA は血中から速やかに消失する。ctDNA の本特性を生かして，微小残存腫瘍（minimal residual disease：MRD）検出のための次世代シークエンス技術を利用した診断システムが多数開発されている。

　診断システムは tumor-informed アプローチと tumor-uninformed/tumor-naive アプローチの 2 つに分けることができる（表 2）。Tumor-informed アプローチは腫瘍組織の遺伝子解析を行い，その結果に基づいたカスタム遺伝子パネルを作成し ctDNA を評価する方法である。その代表として Signatera™ が挙げられる。Signatera™ は腫瘍組織を全エクソーム解析し，患者の腫瘍特異的かつクローナルな 16 の一塩基置換（SNV）を選択し，カスタム遺伝子パネルを作成する。Tumor-uninformed/tumor-naive アプローチでは事前に設定された遺伝子変化を ctDNA で評価する方法である。その代表として Guardant Reveal™ が挙げられる。Tumor-informed アプローチは tumor-uninformed/tumor-naive アプローチと比較し，非腫瘍由来の変異によるノイズが減少するため，シークエンシング深度を深くすることで検出限界を低くすることが可能である[11]。一方で，腫瘍組織が必要となること，カスタム遺伝

表1 血漿検体と組織検体による CGP 検査の利点と注意点（「血中循環腫瘍 DNA を用いたがんゲノムプロファイリング検査の適正使用に関する政策提言」より一部改変）

	利点	注意点
血漿	・侵襲が少なく，繰り返しの検体採取が可能 ・現時点でのゲノムプロファイルが得られる ・結果判明までの時間が短い ・heterogeneity を評価可能	・腫瘍量が十分でない場合，検出されない可能性がある ・組織検体と比較すると偽陰性が高いとされる ・加齢に伴い CHIP による偽陽性の頻度が高まる ・血漿検体での遺伝子異常の検出率が低いとされるがん種や病態では偽陰性の可能性がある* ・コピー数変化および遺伝子融合の評価が困難な場合がある
組織	・腫瘍細胞における遺伝子異常を直接評価可能	・検体採取に侵襲を伴う ・結果判明までに時間を要する ・腫瘍細胞割合が低い場合には偽陰性となる ・過去の検体は現時点での腫瘍細胞における遺伝子異常を反映していない可能性がある ・検体採取から長期経過している場合，検体劣化の可能性がある

CHIP：clonal hematopoiesis of indeterminate potential
*脳腫瘍，膀胱がん，および，膵がんでは血漿検体での遺伝子異常の検出率が低いとされる[6,7]。また，大腸がんでは肺転移のみ，腹膜転移のみを有する場合にも検出率が低いことが報告されている[8,9]。

表2 MRD 検出 ctDNA 遺伝子パネル検査

	Tumor-informed アプローチ	Tumor-uninformed/tumor-naive アプローチ
Baseline 検体	腫瘍組織または血漿が必要	不要
解析対象遺伝子	Baseline 検体の遺伝子解析の結果に基づき決定する	事前に設定された遺伝子を解析対象とする
利点	特異的な遺伝子の選定により検出限界が低くなる	Tumor-informed アプローチと比較すると TAT が短い

子パネルを作成するため長時間の TAT を要するといわれている。Tumor-uninformed/tumor-naive アプローチではエピゲノムの変化を統合的に解析することで，より感度を上げることができることが報告されている[12]。

8.2　血漿検体を用いた包括的ゲノムプロファイリング検査

基本的要件

切除不能進行再発大腸がん患者に対し，治療薬適応判定の補助として，血漿検体を用いた包括的ゲノムプロファイリング検査を実施する※。

推奨度

強く推奨する［SR 9 名］

　　※現在の包括的ゲノムプロファイリング検査は，「標準治療がない固形がん患者又は局所進行若しくは転移が認められ標準治療が終了となった固形がん患者（終了が見込まれる者を含む。）」を対象としている。

血漿検体を用いた包括的ゲノムプロファイリング検査の意義

本邦の大規模ゲノムスクリーニングプロジェクトである SCRUM-Japan の報告によると血

漿検体を用いた CGP 検査は，組織検体を用いた検査と比較して，TAT が有意に短く（血漿検体中央値 11 日，組織検体中央値 33 日 $p<0.0001$），それに伴い検査結果に基づく臨床試験への参加割合が血液検体で 9.5％，組織検体で 4.1％（$p<0.0001$）と有意に良好であったことが報告されている[13]。血漿検体を用いた CGP 検査には，肺転移のみ，腹膜転移のみの症例など，血中に ctDNA が十分に存在しない症例で検出が難しいこと，コピー数変化および遺伝子融合の評価が困難な場合があること，CHIP による偽陽性の可能性があることなど，臨床で使用する際の注意点があるものの，検査に適した組織検体を十分に得られない場合，検査結果の返却を急ぐ場合など本検査のメリットを享受できる症例を中心に実施が強く推奨される。

　現状の保険適用では，標準治療が終了した（終了見込みを含む）症例に対して，治療薬適応判定の補助として患者 1 人につき 1 回に限り算定可能である。

ctDNA を用いた治療標的の探索およびモニタリング

　大腸がんにおいても新たな治療標的に対する分子標的薬の治療開発が進行している。腫瘍組織の *BRAF* V600E 変異陽性の切除不能進行再発大腸がんを対象としたベムラフェニブ（BRAF 阻害薬）＋イリノテカン＋セツキシマブ療法の第Ⅰb相試験では，奏効割合 35％と報告され，治療前の ctDNA 検査が実施された 12 例全例で *BRAF* V600E 変異の検出が可能であった。また，治療開始後の ctDNA の減少の程度は，奏効の程度と強い相関があったと報告されている[14]。同様に，腫瘍組織で HER2 陽性の大腸がんを対象とした HER2 抗体薬トラスツズマブ療法の第Ⅱ相試験では治療前 ctDNA より 96.6％（28/29）で *HER2* 増幅が検出可能であり，治療効果と ctDNA での copy number との相関が見られたと報告されている[15]。また，TRIUMPH 試験（詳細は第 5 章 HER2 検査参照）では組織と ctDNA 解析の *HER2* 増幅の陽性一致率，陰性一致率，全体の一致率はそれぞれ 82％，83％，83％であった。さらに，リキッドバイオプシーで HER2 陽性の患者でペルツズマブとトラスツズマブ併用療法の奏効割合が 28％とあらかじめ設定した有効性評価基準を上回る結果であったことが報告されている。また，同試験では経時的に ctDNA 検査が行われており，① *HER2* の遺伝子コピー数が多い，かつほかのがんゲノム異常が併存していない症例は，それ以外の症例と比べて有効性が高い，②治療開始 3 週間後の ctDNA が治療開始前より減少している症例では有効性が高い，③治療が効かなくなった後の ctDNA 検査では，さまざまながんゲノム異常が新しく出現していることが報告された[16]。

　このように，切除不能大腸がんに対する新たな分子標的治療の開発を鑑みると，腫瘍組織を材料とした CGP 検査と同様に，ctDNA を用いた CGP 検査も，治療標的を探索するという点で臨床的に有用であると考えられる。ctDNA による CGP 検査は，腫瘍組織を用いた場合と比較して，感度を高めるために解析対象遺伝子数を数十程度に留める必要がある点が課題である一方，簡便で侵襲がなく解析結果が短期間で得られる利点がある。また，簡便に再検査が可能であり，早期治療効果判定にも有用であることが報告されている。

耐性機構の検出と新たな治療薬選択

　RAS 野生型切除不能進行再発大腸がんに対する抗 EGFR 抗体薬投与後に，ctDNA から

EGFR，*KRAS*，*NRAS*，*BRAF* 変異や *HER2* 増幅，*MET* 増幅など耐性因子と想定される複数の遺伝子異常が検出されることが知られている[6,17]。また，抗 EGFR 抗体薬の再投与前の ctDNA 検査において，これら複数の耐性遺伝子異常が検出されなかった患者で治療効果が高いことが報告されている[18]。

このように，切除不能進行再発大腸がんに対する血液サンプルを用いた ctDNA 体細胞遺伝子検査は，単に腫瘍組織検査の代替としてだけでなく，腫瘍内の不均一性（heterogeneity）を加味した腫瘍全体の遺伝子状態を経時的に把握できる低侵襲検査として確立されてきた。治療標的の探索だけでなく，治療の効果予測，耐性の獲得に関する有益な情報を得ることが可能である。特に抗 EGFR 抗体薬のリチャレンジ（再投与）に際しては，治療直前の ctDNA での遺伝子状態と治療効果に相関が認められることから，治療前の ctDNA 検査は，治療選択に大きな影響を及ぼす。

以上より，大腸がん切除不能例に対する ctDNA 遺伝子パネル検査は，治療標的の同定および治療効果のモニタリングを目的とした繰り返し実施可能な低侵襲検査として強く推奨される。経時的モニタリングの有用性を考慮すると，臨床導入に際しては，臨床経過に応じて複数回実施できることが望まれる。

薬事承認された血漿検体を用いた包括的ゲノムプロファイリング検査

本邦では FoundationOne® Liquid CDx がんゲノムプロファイルと Guardant360® CDx がん遺伝子パネルが薬事承認されている（表3）。

①FoundationOne® Liquid CDx がんゲノムプロファイル

309 遺伝子の全てのコーディングエクソンを標的とし，そのうち 21 遺伝子ではイントロンまたは非コーディング領域も標的とする。その他の 15 遺伝子ではイントロンまたは非コーディング領域が標的となり合計 324 遺伝子の変異等（SNV，挿入/欠失，融合遺伝子）を検査することが可能である。同一患者から採取した血液検体と組織検体を用いた検査の結果を比較した検討では，両検査において検出された遺伝子変異の一致率（組織検体で確認された遺伝子変異のうち，血液検体においても確認された割合）は 75％と報告されている[19]。また，本検査ではコピー数変化も測定可能であるが（薬事承認対象外），cfDNA に対する ctDNA の割合（tumor fraction：TF）が低い場合，コピー数変化についての評価が困難とされる（FoundationOne® Liquid では，コピー数変化の検出限界は TF 20％とされている。そのため，コピー数変化の偽陰性には注意が必要である[20,21]）。

②Guardant360® CDx がん遺伝子パネル

NGS とガーダントヘルス社独自のバイオインフォマティス技術を組み合わせたデジタルシークエンス技術により 74 のがん関連遺伝子の異常および MSI status を検出することが可能である。比較対象 NGS アッセイとの一致率について，挿入/欠失および SNV の陽性一致率 82.5％，および 91.4％であり，陰性一致率はいずれも 99％以上であった[22]。

表3　バイオマーカーと検査法

	FoundationOne® Liquid CDx がんゲノムプロファイル	Guardant360® CDx がん遺伝子パネル
対象遺伝子数	324	74
TMB	△	—
MSI	△	◎
NTRK1/2/3 融合遺伝子	◎	○
KRAS/NRAS	○	○
BRAF V600E	○	○
HER2 増幅	△	○

◎コンパニオン診断薬として承認，○体外診断用医薬品として承認，△測定可能
だが薬事承認されていない

血漿検体を用いた包括的ゲノムプロファイリング検査における TMB

　　免疫チェックポイント阻害薬を投与された69人の固形がん患者において，ctDNA の解析系の一つである Guardant360 で血液由来の ctDNA を解析した結果，variant of unknown significance（VUS）が3を超える症例は有意に無増悪生存期間が長かったことが報告されている[23]。非小細胞肺がんを対象にドセタキセルに対するアテゾリズマブの優越性を検証したOAK 試験および POPLAR 試験では，Foundation Medicine 社による ctDNA 解析（保険適用されている FoundationOne® Liquid CDx がんゲノムプロファイルと同一ではない可能性がある）で blood TMB（bTMB）が16（アッセイの総リード長が 1.1 Mb のため，14.5 mut/Mb に相当）以上の症例で，最もアテゾリズマブの効果が高いことが報告されている[24]。一方で，bTMB 上昇患者に対するアテゾリズマブの有効性を評価した前向き試験，B-F1RST 試験では主要評価項目である無増悪生存期間に bTMB≧16 群と bTMB<16 群に統計学的有意差は認めなかった（HR 0.80, $p=0.35$）[25]。しかし，奏効割合は bTMB スコアが高くなるにつれ改善し，bTMB≧16 群は bTMB<16 群よりも全生存期間の有意な延長を認めた（HR 0.54, $p=0.032$）。同様に組織における TMB（tTMB）≧10 または bTMB≧10 で，免疫療法を受けた経験がなく標準治療に抵抗性となった進行固形癌患者を対象に，ニボルマブ単剤療法とニボルマブとイピリムマブの併用療法について評価した前向き第Ⅱ相試験である CheckMate-848 試験では，tTMB≧10 群のほうが，bTMB≧10 群よりもニボルマブ単剤療法・ニボルマブとイピリムマブ併用療法ともに奏効割合が良好であったことが報告されている[26]。

8.3　微小残存腫瘍の検出および再発モニタリングを目的とした ctDNA 検査

基本的要件

治癒切除が行われた大腸がん患者に対し，再発リスクに応じた治療選択を目的として，微小残存腫瘍検出用のパネル検査を実施する※。

推奨度

強く推奨する［SR 8 名，R 1 名］

※ 2023 年1月1日現在，切除可能進行再発大腸がん患者に対し再発リスクに応じた治療選択を
　目的として，薬事承認・保険適用となっている微小残存腫瘍検出用のパネル検査はないが，前
　向きの第Ⅱ相試験などですでに臨床的有用性が示されていることから，「強く推奨する」とした。

　Tie らは，増幅対象の遺伝子にタグを付けることで，遺伝子変異と読み取りエラーを容易に識別可能とし，感度を高めて次世代シークエンスを実施する Plasma-Safe-SeqS を用い，大腸がんで高頻度に遺伝子変異を認める *APC*，*TP53*，*SMAD4* など 10 数遺伝子を対象とした診断パネルを開発した。治癒切除が行われた StageⅡ結腸がん患者 231 例に対して腫瘍組織を用いて検査したところ，230 例（99.6％）でいずれかの遺伝子変異が検出可能であった。術後補助化学療法を実施しなかった 178 例のうち，治癒切除後 4～7 週時点での ctDNA 中に変異アレルが検出された 14 例では，検出されなかった 164 例と比較して有意に再発率が高く（HR 18，95％CI 7.9-40，*p*<0.001），うち 85％で画像的再発確定以前に ctDNA から変異アレルが検出されたと報告した[27]。肝転移治癒切除例 37 例でも同様に変異アレル陽性群では 3 年無再発生存割合 0％と変異陰性群の 84％と比較して大きな差が認められた（HR 13，95％CI 19-325，*p*<0.001）。また StageⅢ結腸がんを含めた解析（58 例，HR 17），局所進行直腸がん（159 例，HR 13）における前向き観察研究においても同様の結果が報告されている[28,29]。また，Reinert らは，切除腫瘍組織の全エクソン解析から 16 遺伝子を抽出してプライマーを作成し術後の血液検体から MRD のモニタリングを行う方法（Signatera）を用いた再発評価について報告した。治癒切除後の StageⅠ～Ⅲ大腸がん患者 130 例を対象に検査を行い，術後 30 日時点で ctDNA 陽性であった患者の再発率は有意に高かった（HR 7.2，*p*<0.001）[30]。本邦では切除可能な Stage 0～Ⅲ大腸がんを対象に術前後の経時的な ctDNA 変化を Guardant Reveal を用いて評価する COSMOS-CRC-01，根治切除可能な大腸がんを対象に Signatera を用いて評価する GALAXY 試験が行われている。COSMOS-CRC-01 試験では StageⅡ～Ⅲ症例を対象とした中間解析結果が報告され，術後 28 日時点での ctDNA 陰性例の 1 年無病生存率が 93.9％だったのに対し，陽性例は 81.2％と低く，術後 ctDNA が陽性となった時点から画像学的再発確定までの平均期間が 6.6 カ月であった[31]。GALAXY 試験では 4 週時点の ctDNA 陽性症例は非常に再発リスクが高いことが報告され（HR 10.9，*p*<0.001），StageⅡ/Ⅲの症例における再発に関する因子の多変量解析では，T 因子，N 因子，*RAS* 変異，*BRAF* 変異よりも 4 週時点の ctDNA 陽性が最も有力な再発予測因子であった[32]。また，4 週時点 ctDNA 陽性例においては pathological stage に関わらず，術後補助化学療法実施群で有意に術後 6 カ月時点での陰転化割合が高かった（HR 9.3，*p*<0.001）。術後 4 週から 12 週の変化に注目すると，4 週時点の ctDNA が陽性でも 12 週時点で陰転化すれば，4 週および 12 週ともに陰性群と無病生存期間（DFS）は同程度であった（HR 0.8，*p*=0.6）。一方で，4 週時点での ctDNA 陰性群は術後補助化学療法の有無にかかわらず，DFS に有意差は認めなかった（HR 1.3，*p*=0.63）。

　さらに，StageⅡ大腸がんを対象に，術後 ctDNA ステータスに合わせ陽性症例は術後補助化学療法としてオキサリプラチン併用療法またはフッ化ピリミジン単剤療法，陰性症例は経過観察とする ctDNA ガイド群と，ctDNA 測定せずに標準的な術後フォローする標準フォロー群とで，無再発生存期間（RFS）を比較する第Ⅱ相試験（DYNAMIC 試験）が行われた。ctDNA ガイド群では，標準フォロー群よりも低い割合の患者が術後補助化学療法を受けた（15％ vs 28％，RR：1.82）。2 年 RFS は ctDNA ガイド下管理では標準フォロー群に対して非劣性であった（93.5％ vs 92.4％）[33]。現在も術後 ctDNA のステータスに合わせて術後補助化学療法を選択する試験が多数行われている。

　このように，大腸がん治癒切除例を対象とした MRD 検出のための ctDNA 遺伝子パネル検査は，非常に再発リスクの高い患者群の同定に有用であると考えられる。本邦の「大腸癌

治療ガイドライン2022年版」では，術後補助療法において再発リスクに応じた治療レジメンの選択を推奨している[34]。また，再発ハイリスク群を除外できれば，予後良好な集団の抽出も可能であり，他の臨床的予後因子を鑑みて術後補助化学療法を省略することも可能となる。CTや採血などを定期的な評価することは術後再発のサーベイランスとして有効であることから，リキッドバイオプシーによるMRDモニタリングについても，繰り返し実施することにより，再発の早期発見につながることが期待される。

　以上より，切除可能進行再発大腸がん患者に対するMRD検出を目的としたctDNA遺伝子パネル検査は，再発ハイリスク群の同定のための繰り返し実施可能な検査として強く推奨される。

【参考文献】

1) Schwarzenbach H, Hoon DS, Pantel K：Cell-free nucleic acids as biomarkers in cancer patients. Nat Rev Cancer 11：426-37, 2011

2) Diaz LA Jr, Bardelli A：Liquid biopsies：genotyping circulating tumor DNA. J Clin Oncol 32：579-86, 2014

3) El Messaoudi S, Mouliere F, Du Manoir S, et al：Circulating DNA as a Strong Multimarker Prognostic Tool for Metastatic Colorectal Cancer Patient Management Care. Clin Cancer Res 22：3067-77, 2016

4) Spindler KG, Boysen AK, Pallisgård N, et al：Cell-Free DNA in Metastatic Colorectal Cancer：A Systematic Review and Meta-Analysis. Oncologist 22：1049-55, 2017

5) Tie J, Kinde I, Wang Y, et al：Circulating tumor DNA as an early marker of therapeutic response in patients with metastatic colorectal cancer. Ann Oncol 26：1715-22, 2015

6) Bettegowda C, Sausen M, Leary RJ, et al：Detection of circulating tumor DNA in early- and late-stage human malignancies. Sci Transl Med 6：224ra24, 2014

7) Zhang Q, Luo J, Wu S, et al：Prognostic and Predictive Impact of Circulating Tumor DNA in Patients with Advanced Cancers Treated with Immune Checkpoint Blockade. Cancer Discov 10：1842-53, 2020

8) Vidal J, Muinelo L, Dalmases A, et al：Plasma ctDNA RAS mutation analysis for the diagnosis and treatment monitoring of metastatic colorectal cancer patients. Ann Oncol 28：1325-32, 2017

9) Bando H, Kagawa Y, Kato T, et al：A multicentre, prospective study of plasma circulating tumour DNA test for detecting RAS mutation in patients with metastatic colorectal cancer. Br J Cancer 120：982-6, 2019

10) Diehl F, Schmidt K, Choti MA, et al：Circulating mutant DNA to assess tumor dynamics. Nat Med 14：985-90, 2008

11) Dudley JC, Diehn M：Detection and Diagnostic Utilization of Cellular and Cell-Free Tumor DNA. Annu Rev Pathol 16：199-222, 2021

12) Parikh AR, Van Seventer EE, Siravegna G, et al：Minimal Residual Disease Detection using a Plasma-only Circulating Tumor DNA Assay in Patients with Colorectal Cancer. Clin Cancer Res 27：5586-94, 2021

13) Nakamura Y, Taniguchi H, Ikeda M, et al：Clinical utility of circulating tumor DNA sequencing in advanced gastrointestinal cancer：SCRUM-Japan GI-SCREEN and GOZILA studies. Nat Med 26：1859-64, 2020

14) Hong DS, Morris VK, El Osta B, et al：Phase ⅠB Study of Vemurafenib in Combination with Irinotecan and Cetuximab in Patients with Metastatic Colorectal Cancer with BRAFV600E Mutation. Cancer Discov 6：1352-65, 2016

15) Siravegna G, Sartore-Bianchi A, Nagy RJ, et al：Plasma HER2 (ERBB2) Copy Number Predicts Response to HER2-targeted Therapy in Metastatic Colorectal Cancer. Clin Cancer Res 25：3046-53, 2019

16）Nakamura Y, Okamoto W, Kato T, et al：Circulating tumor DNA-guided treatment with pertuzumab plus trastuzumab for HER2-amplified metastatic colorectal cancer：a phase 2 trial. Nat Med 27：1899-903, 2021

17）Diaz LA Jr, Williams RT, Wu J, et al：The molecular evolution of acquired resistance to targeted EGFR blockade in colorectal cancers. Nature 486：537-40, 2012

18）Montagut C, Argilés G, Ciardiello F, et al：Efficacy of Sym004 in Patients With Metastatic Colorectal Cancer With Acquired Resistance to Anti-EGFR Therapy and Molecularly Selected by Circulating Tumor DNA Analyses：A Phase 2 Randomized Clinical Trial. JAMA Oncol 4：e175245, 2018

19）Shu Y, Wu X, Tong X, et al：Circulating Tumor DNA Mutation Profiling by Targeted Next Generation Sequencing Provides Guidance for Personalized Treatments in Multiple Cancer Types. Sci Rep 7：583, 2017

20）Woodhouse R, Li M, Hughes J, et al：Clinical and analytical validation of FoundationOne Liquid CDx, a novel 324-Gene cfDNA-based comprehensive genomic profiling assay for cancers of solid tumor origin. PLoS One 15：e0237802, 2020

21）Clark TA, Chung JH, Kennedy M, et al：Analytical Validation of a Hybrid Capture-Based Next-Generation Sequencing Clinical Assay for Genomic Profiling of Cell-Free Circulating Tumor DNA. J Mol Diagn 20：686-702, 2018

22）Guardant360 Technical information. https://guardant360cdx.com/wp-content/uploads/guardant360-cdx-technical-information.pdf

23）Khagi Y, Goodman AM, Daniels GA, et al：Hypermutated Circulating Tumor DNA：Correlation with Response to Checkpoint Inhibitor-Based Immunotherapy. Clin Cancer Res 23：5729-36, 2017

24）Gandara DR, Paul SM, Kowanetz M, et al：Blood-based tumor mutational burden as a predictor of clinical benefit in non-small-cell lung cancer patients treated with atezolizumab. Nat Med 24：1441-8, 2018

25）Kim ES, Velcheti V, Mekhail T, et al：Blood-based tumor mutational burden as a biomarker for atezolizumab in non-small cell lung cancer：the phase 2 B-F1RST trial. Nat Med 28：939-45, 2022

26）Schenker M, Burotto M, Richardet M, et al：Abstract CT022 CheckMate 848：A randomized, open-label, phase 2 study of nivolumab in combination with ipilimumab or nivolumab monotherapy in patients with advanced or metastatic solid tumors of high tumor mutational burden. Cancer Res 82（12_Suppl）：abstr CT022, 2022

27）Tie J, Wang Y, Tomasetti C, et al：Circulating tumor DNA analysis detects minimal residual disease and predicts recurrence in patients with stage Ⅱ colon cancer. Sci Transl Med 8：346ra92, 2016

28）Reinert T, Henriksen TV, Rasmussen MH, et al：Serial circulating tumor DNA analysis for detection of residual disease, assessment of adjuvant therapy efficacy and for early recurrence detection. Annals of Oncology 29（suppl_8）：viii151, 2018

29）Tie J, Cohen JD, Wang Y, et al：Serial circulating tumour DNA analysis during multimodality treatment of locally advanced rectal cancer：a prospective biomarker study. Gut 68：663-71, 2019

30）Reinert T, Henriksen TV, Christensen E, et al：Analysis of Plasma Cell-Free DNA by Ultradeep Sequencing in Patients With Stages Ⅰ to Ⅲ Colorectal Cancer. JAMA Oncol 5：1124-31, 2019

31）Tsukada Y, Matsuhashi N, Murano T, et al：Impact of postoperative integrated genomic and epigenomic signatures of circulating tumor DNA（ctDNA）on recurrence in resected colorectal cancer：Initial report of a prospective ctDNA monitoring study COSMOS-CRC-01. Journal of Clinical Oncology 40（4_suppl）：168, 2022

32）Kotaka M, Shirasu H, Watanabe J, et al：Association of circulating tumor DNA dynamics with clinical outcomes in the adjuvant setting for patients with colorectal cancer from an observational GALAXY study in CIRCULATE-Japan. Journal of Clinical Oncology 40（4_suppl）：9, 2022

33）Tie J, Cohen JD, Lahouel K, et al：DYNAMIC Investigators：Circulating Tumor DNA Analysis Guiding Adjuvant Therapy in Stage Ⅱ Colon Cancer. N Engl J Med 386：2261-72, 2022

34）大腸癌研究会編：大腸癌治療ガイドライン医師用 2022 年版．金原出版，2022

9 検体に用いる試料

9.1 組織検体

基本的要件

体細胞遺伝子検査にはホルマリン固定パラフィン包埋組織を用いる。また，対応する H ＆ E 染色標本で，未染薄切標本内に十分な量の腫瘍細胞が存在すること，および組織学的に想定される核酸の質が保たれていることを確認する。病変のホルマリン固定パラフィン包埋ブロックの選択とマクロダイセクション部位のマーキング，腫瘍細胞割合の評価は原則として病理医が行う。

推奨度

強く推奨する［SR 9 名］

推奨される検査材料

　ホルマリン固定パラフィン包埋組織は最も広く普及している組織固定・保存方法で，H ＆ E 染色により腫瘍細胞の観察が可能であることから，免疫染色，fluorescence in situ hybridization（FISH），および体細胞遺伝子検査の全てに適した検査材料である。新鮮凍結組織も，十分量の腫瘍細胞の存在が組織学的に確認できれば，遺伝子検査材料として使用することができる。

　外科切除材料を用いた検査が標準的であるが，*RAS* 変異，*BRAF* 変異，MSI の検査は，腫瘍細胞割合の高い生検材料（内視鏡生検や針生検）であれば，数個の生検組織からでも結果を得ることができる。一方，2023 年 1 月 1 日現在，包括的ゲノムプロファイリング検査（CGP 検査）として保険適用となっている FoundationOne® CDx（F1CDx）と OncoGuide™ NCC オンコパネルシステム（NCC オンコパネル）のための検査材料については，F1CDx は NCC オンコパネルよりも遺伝子パネルのサイズが大きく，より多い組織量を必要とする。F1CDx では 25 mm^2 以上の，NCC オンコパネルでは 16 mm^2 以上の腫瘍組織が必要とされている。目安として，いずれの CGP 検査も外科切除材料を用いれば十分に解析可能であるが，1，2 個の内視鏡生検組織や針生検組織のみの場合 F1CDx では検体量不十分のため解析できないことがある。

部位の選択

　RAS 変異，*BRAF* 変異，ミスマッチ修復機能欠損は，その腫瘍を形成するのに極めて重要な役割を果たし，腫瘍発生の早期に獲得されると考えられている。そのため，原発巣と転移巣とには遺伝子変異・異常の有無に違いはないとされている【コメント 1】。また，同様に同一腫瘍からの採取であれば，生検検体でも手術検体でも遺伝子異常の有無に違いはないと考えられる[1]。HER2 増幅については，病変内で均一に HER2 蛋白発現がみられ胃・食道腺癌でみられた程の腫瘍内不均一性が大腸がんではみられないとの報告がある[2]。しかし，現時点

で大腸がんにおける HER2 蛋白発現の腫瘍内不均一性に関する検討は少ないことから，可能な限り外科切除材料を用いるのが望ましい。生検検体を用いる際には病変の複数個所から採取された検体を使用することが望まれる。リンパ節転移検体では，背景のリンパ球の混在の影響により正常 DNA の比率が上昇することから，CGP 検査においては結果の品質が低下する可能性があることに留意する。

ホルマリン固定

組織の適正なホルマリン固定が，免疫染色，FISH，遺伝子検査の成否を分ける最も重要な要素である。適正なホルマリン固定法に関する「ゲノム診療用病理組織検体取り扱い規定」等を参照しながら，臨床医と病理診断部門は自施設において最適な組織固定がなされるよう調整が必要である。以下に重要なホルマリン固定の条件を挙げる[3]。
・手術摘出後は速やかに冷蔵庫など 4℃ で保管し，摘出後 1 時間以内にホルマリン固定を行う。
・固定液：10% 中性緩衝ホルマリンが推奨される。
・固定時間：組織の大きさによるが，6〜48 時間以内に完了し，切り出しを行う。
・固定液量：組織量に対し 10 倍量の固定液を用いる。
・ホルマリン液浸透の促進：大腸の場合は腸管を開き伸展させたのち固定する。転移病変を用いる際，腫瘍に割を入れホルマリン液の浸透を促進させる。

切片の選択

病理診断で悪性と診断された検体は全て遺伝子検査に用いることができるわけではなく，非腫瘍細胞の混在が高度な切片を使用すると適正な検査結果が得られないことがある。非腫瘍細胞の混在を表す指標として腫瘍細胞含有比率があり，腫瘍細胞数の全細胞数に占める割合として定義される【コメント 2】。切片全体に非腫瘍性組織が多く含まれる際には，周囲の非腫瘍性組織を剥ぎ取り腫瘍細胞含有比率を高めるマクロダイセクションがより品質の高い検査結果を得るために有用である。これら切片の選択，マクロダイセクションの位置の決定などの一連の過程は病理医によってなされることが望ましい。

生検材料を用いる場合，選択的なマクロダイセクションは難しく，多くの場合組織切片の全てが検査に用いられることになる。腫瘍細胞がみられても腫瘍細胞含有比率の低い生検検体は偽陰性となる可能性があることに留意し，検査の適応を検討する必要がある。

複数の検体が存在する場合は，保存期間が短い，組織内の腫瘍細胞量が多い，薬物療法や放射線療法などの前治療による組織への影響が少ない，等を勘案して遺伝子検査に用いる材料を選定する。術前治療後の切除材料では間質の線維化，炎症細胞浸潤が多くなり腫瘍細胞割合が低くなる傾向にある。

コメント1 **原発巣と転移巣における遺伝子異常の相関**

大腸がんにおいて，原発巣と転移巣の間での *KRAS* 変異一致率は一般に高く，90% 以上とする報告がほとんどを占める[4,5]。しかしながら，その一致率は検索する転移臓器で異なり，原発とリンパ節転移を比較した場合には肝転移巣に比べて低い傾向を示すため，リンパ節転

移を検査する場合は留意する必要がある。MSI に関しても原発組織と同時性・異時性含む肝転移組織で，高い一致率が確認されている[6]。本邦からの報告でも，原発巣と転移巣における *KRAS* 変異，*BRAF* 変異，MSI ステータスの一致率は概ね 90％以上と高いが，肝転移巣と比較しリンパ節転移では *KRAS* 変異，MSI-H の一致率が低かったことが示されている[7]。HER2 蛋白発現の相関については，現時点では検討が限られているが，近年では原発巣とリンパ節転移巣での一致率は 90％，原発巣と転移巣との間の一致率は 73％とする報告や，原発巣と転移巣における HER2 過剰発現・*HER2* 増幅の不一致が 15％の症例でみられたとする報告がある[8,9]。米国の 4 学会（ASCP/CAP/AMP/ASCO[注]）が合同で作成した「大腸がんバイオマーカーガイドライン」では治療対象となる転移巣からの組織が得られ，それらが適正である場合には転移巣を検査することが好ましいとしている[10]。

注：American Society for Clinical Pathology（ASCP），College of American Pathologists（CAP），Association for Molecular Pathology（AMP），American Society of Clinical Oncology（ASCO）

コメント2 腫瘍細胞含有比率と遺伝子検査の検出限界

　　正確な腫瘍細胞割合の推定は遺伝子検査の解析前過程における非常に重要な判断項目である。腫瘍細胞核の個数の正常細胞核の個数に対する比であり，腫瘍細胞の占める面積比でないことに留意されたい。遺伝子検査で必要となる腫瘍細胞割合は検査法ごとに異なるため確認が必要である。CGP 検査における遺伝子変異およびコピー数の高度増幅の検出には 30％以上（最低でも 20％以上）となることが求められる。MSI 検査の検出限界は 2〜10％のアレル頻度で，腫瘍細胞が二倍体とすると腫瘍細胞割合は 20％が検出限界とする報告がある[11,12]。加えて病理学的な腫瘍細胞割合の推定にばらつきが生じることも考慮すべきである。実際の腫瘍細胞割合が推定値よりも大幅に低いことがあり，偽陰性の要因になりうる[13-16]。一つのブロックから遺伝子パネル検査や MSI 検査を含む全ての遺伝子検査項目を解析する際には，検査の検出限界の 2 倍かそれ以上（理想的には 40〜50％かそれ以上）の腫瘍細胞割合が確保されることが望ましい[10]。

サイドメモ1 骨組織を含む組織標本の扱い

　　骨転移巣の標本では検体に骨組織が含まれるため脱灰処理が施されるが，その脱灰操作の多くは核酸を著しく断片化するため，固定後の操作も配慮する必要がある。EDTA 脱灰液を用いた場合には変性の影響が少なく，遺伝子検査，IHC ともにほぼ同等の結果が得られることがわかっており，日本病理学会のゲノム診療用病理組織検体取扱い規程でも「硬組織を含む検体をゲノム診断に供する可能性がある場合は，酸脱灰を回避し，EDTA 脱灰を行うべきである」と記載されている。

9.2 血液検体

基本的要件

血漿検体を用いた遺伝子検査では，各検査法が指定する採血管および処理方法に準じて実施する。

推奨度

強く推奨する［SR 9 名］

推奨される血液検体

リキッドバイオプシーのように血液中の circulating tumor DNA（ctDNA）を用いて体細胞遺伝子検査を行う場合は，通常血清ではなく血漿が用いられる（第 8 章リキッドバイオプシー参照）。cell free DNA（cfDNA）を分離する場合の採血には，一般的な EDTA 採血管を用いることも可能であるが，検査法ごとに検証・指定されている専用採血管を使用すべきである【コメント 1】。専用採血管は採血後に室温での保管が可能であり，採血後は当日中に出検することが望ましい。

採血および血漿検体の調製

血液中には，細胞死（アポトーシスやネクローシス）等により正常組織や腫瘍組織から放出された cfDNA が含まれ，このうち腫瘍組織に由来する ctDNA は微量である場合が多い。そのため，採血後の採血管の取扱いが不適切（長期間の放置や非推奨温度下での静置など）であると，血液中に大量に含まれる白血球などの有核細胞が傷害を受け，それら細胞のゲノム DNA が血漿中に漏出し，ctDNA が希釈される場合がある。また血漿分離する際に，白血球などの有核細胞が混入した場合も，同様にゲノム DNA により ctDNA が希釈され，適切な検査結果が得られない場合がある。こうした状況を回避するため，各検査法の検査キット添付文書や標準作業手順書に則った検体取扱いが不可欠である。2023 年 1 月 1 日現在，大腸がんの ctDNA 検査として薬事承認されている 3 つの検査について**表 1** にまとめた。

表1 血漿 ctDNA を検体とした大腸がんの遺伝子パネル検査

	OncoBEAM™ RAS CRC キット[17-19]（シスメックス）	Guardant360® CDx がん遺伝子パネル[20,21]（ガーダントヘルス）	FoundationOne® Liquid がんゲノムプロファイル[22]（中外製薬/Foundation Medicine）
体細胞遺伝子検査の種別	コンパニオン診断	包括的ゲノムプロファイリング検査（一部コンパニオン診断）	包括的ゲノムプロファイリング検査（一部コンパニオン診断）
薬事承認	2019 年 7 月承認	2022 年 3 月承認	2021 年 3 月承認
対象遺伝子数（CDx 項目）	2 遺伝子（KRAS, NRAS）	74 遺伝子（MSI*）	324 遺伝子（NTRK**）
使用採血管	Streck 採血管（cell-free DNA BCT），セルフリーDNA 抽出用採血管(Roche)	Streck 採血管（cell-free DNA BCT）	セルフリー DNA 抽出用採血管(Roche)
採血後から血漿分離までの保管条件	保管温度：室温（15～25℃）	保管温度：室温（6～37℃）	保管温度：室温（4～35℃）
血漿分離の実施場所	医療機関および国内検査機関	特定の海外検査施設（米国・レッドウッドシティ）	特定の海外検査施設（米国・ケンブリッジ）

*ペムブロリズマブ（固形がん）およびニボルマブ（大腸がん），**エヌトレクチニブ（固形がん）

【参考文献】

1) Fadhil W, Ibrahem S, Seth R, et al：The utility of diagnostic biopsy specimens for predictive molecular testing in colorectal cancer. Histopathology 61：1117-24, 2012

2) Valtorta E, Martino C, Sartore-Bianchi A, et al：Assessment of a HER2 scoring system for colorectal cancer：results from a validation study. Mod Pathol 28：1481-91, 2015

3) ゲノム診療用病理組織検体取扱い規程．https://pathology.or.jp/genome_med/pdf/textbook.pdf

4) Baas JM, Krens LL, Guchelaar HJ, et al：Concordance of predictive markers for EGFR inhibitors in primary tumors and metastases in colorectal cancer：a review. Oncologist 16：1239-49, 2011

5) Knijn N, Mekenkamp LJ, Klomp M, et al：KRAS mutation analysis：a comparison between primary tumours and matched liver metastases in 305 colorectal cancer patients. Br J Cancer 104：1020-6, 2011

6) Koi M, Garcia M, Choi C, et al：Microsatellite Alterations With Allelic Loss at 9p24.2 Signify Less-Aggressive Colorectal Cancer Metastasis. Gastroenterology 150：944-55, 2016

7) Fujiyoshi K, Yamamoto G, Takahashi A, et al：High concordance rate of KRAS/BRAF mutations and MSI-H between primary colorectal cancer and corresponding metastases. Oncol Rep 37：785-92, 2017

8) Shan L, Lv Y, Bai B, et al：Variability in HER2 expression between primary colorectal cancer and corresponding metastases. J Cancer Res Clin Oncol 144：2275-81, 2018

9) Lee WS, Park YH, Lee JN, et al：Comparison of HER2 expression between primary colorectal cancer and their corresponding metastases. Cancer Med 3：674-80, 2014

10) Sepulveda AR, Hamilton SR, Allegra CJ, et al：Molecular Biomarkers for the Evaluation of Colorectal Cancer：Guideline From The American Society for Clinical Pathology, College of American Pathologists, Association for Molecular Pathology, and the American Society of Clinical Oncology. Journal of Clinical Oncology 35：1453-86, 2017

11) Berg KD, Glaser CL, Thompson RE, et al：Detection of microsatellite instability by fluorescence multiplex polymerase chain reaction. J Mol Diagn 2：20-8, 2000

12) Trusky CL, Sepulveda AR, Hunt JL：Assessment of microsatellite instability in very small microdissected samples and in tumor samples that are contaminated with normal DNA. Diagn Mol Pathol 15：63-9, 2006

13) Smits AJ, Kummer JA, de Bruin PC, et al：The estimation of tumor cell percentage for molecular testing by pathologists is not accurate. Mod Pathol 27：168-74, 2014

14) Viray H, Li K, Long TA, et al：A prospective, multi-institutional diagnostic trial to determine patholo-

gist accuracy in estimation of percentage of malignant cells. Arch Pathol Lab Med 137：1545-9, 2013

15）Boyle TA, Bridge JA, Sabatini LM, et al；College of American Pathologists Molecular Oncology Committee：Summary of microsatellite instability test results from laboratories participating in proficiency surveys：proficiency survey results from 2005 to 2012. Arch Pathol Lab Med 138：363-70, 2014

16）Chen G, Yang Z, Eshleman JR, et al：Molecular Diagnostics for Precision Medicine in Colorectal Cancer：Current Status and Future Perspective. BioMed Research International 2016：9850690, 2016

17）Medina Diaz I, Nocon A, Mehnert DH, et al：Performance of Streck cfDNA Blood Collection Tubes for Liquid Biopsy Testing. PLoS One 11：e0166354, 2016

18）García-Foncillas J, Tabernero J, Élez E, et al：Prospective multicenter real-world RAS mutation comparison between OncoBEAM-based liquid biopsy and tissue analysis in metastatic colorectal cancer. Br J Cancer 119：1464-70, 2018

19）Kagawa Y, Kato T, Bando H, et al：A multicentre, prospective clinical evaluation study for analyzing RAS mutational status utilizing plasma circulating tumor DNA in patients with metastatic colorectal cancer. Annals of Oncology 29（Suppl 5）：v101-v102, 2018

20）Odegaard JI, Vincent JJ, Mortimer S, et al：Validation of a Plasma-Based Comprehensive Cancer Genotyping Assay Utilizing Orthogonal Tissue- and Plasma-Based Methodologies. Clin Cancer Res 24：3539-49, 2018

21）Lanman RB, Mortimer SA, Zill OA, et al：Analytical and Clinical Validation of a Digital Sequencing Panel for Quantitative, Highly Accurate Evaluation of Cell-Free Circulating Tumor DNA. PLoS One 10：e0140712, 2015

22）Clark TA, Chung JH, Kennedy M, et al：Analytical Validation of a Hybrid Capture-Based Next-Generation Sequencing Clinical Assay for Genomic Profiling of Cell-Free Circulating Tumor DNA. J Mol Diagn 20：686-702, 2018

10 検査精度の確保

大腸がん診療における遺伝子関連検査は，精度の確保された検査室で実施されなければならない。

強く推奨する［SR 9名］

検査室における検査精度の確保の要件

　がん治療に行う検査の高度化に伴い，臨床検査を行う検査施設において，正しい検査結果を返却できるようにするための検査の精度管理が重要となる。この精度管理には患者から検体を採取した時点から，その後の検体の取扱いも含まれるため，自施設で行われない検査においても重要となる。がんゲノム検査ではFFPEの検体管理プロセス（検体採取―保存―搬送）も精度管理に寄与するが，病理検体の取扱いに関しては，第9章検体に用いる試料を参照されたい。また，医療法等の一部を改正する法律の一部の規定が，2018年12月1日に施行され，医療機関，衛生検査所等における遺伝子関連・染色体検査の精度の確保が医療法の枠組みに組み入れられた。これに伴い，検体検査の精度管理等に関する検討会の取りまとめ[1]に基づいた省令改正が実施され，①遺伝子関連検査・染色体検査の責任者の配置，②内部精度管理，適切な研修の実施，③外部精度管理調査の受検，が規定された。検査室における検査自体の品質の確保，検査要員の質の確保は，臨床検査室の品質と能力に関する国際規格であるISO15189：2012第5章の技術的要求事項[2]や「遺伝子関連検査に関する日本版ベストプラクティスガイドライン解説版」[3]の要求水準に準拠して行われるべきである。また，検査施設の第三者認定を取得することを当面，勧奨することになった。

　「遺伝子関連検査・染色体検査精度の確保のために設けるべき基準」に関する改正省令における要点は，以下の通りである。

1. 検体検査全般の精度管理に係る責任者の他に，遺伝子関連検査・染色体検査の責任者を配置することが義務化された。原則として，業務経験を有する医師または臨床検査技師であるが，専門性・経験を勘案して他の職種の者が責任者になることを妨げないとされた。

2. 内部精度管理（施設内における検査の精密度・再現性などの管理）の実施と統計学的精度管理台帳，標準作業書，作業日誌等を作成することが義務化された。検査要員の質を確保するために，適切な研修を実施することも義務化された。

3. 外部精度管理調査を受検する。外部精度管理調査の体制がない場合には，医療機関，衛生検査所等の各施設が施設間で連携して，それぞれ保管・保有する検体を用いて検体検査の精度について相互確認するなどの代替方法を活用することを努力義務としている。

4. その他，検査施設は国際規格であるISO15189や米国病理学会（College of American

Pathologists：CAP)[4]の臨床検査室認定プログラム（Laboratory Accreditation Program：LAP）などによる第三者認定を取得・維持することにより，検査精度の信頼性を確保することが勧奨されている。2019年6月の厚労省の疑義解釈の回答では「シークエンサーシステムを用いた検査の精度管理に係る認定をもつ第三者認定はCAPが該当する」とされているが，ISO15189にも2019年12月より次世代シークエンサー法が追加され，徐々にその認定が進みつつある。

　現在，日本病理学会と日本臨床検査医学会が，「がんゲノム検査全般に関する検査指針」を策定中である。指針案では，国内の緊喫の問題として，外部精度評価をあげている。現在，国内の団体によるがんゲノム検査関連の外部制度評価は，医療検査科学会遺伝子・プロテオミクス委員会の主催している白血病関連遺伝子に関する評価および国内第三者外部制度評価機関である日本病理精度保証機構が行っている病理検体の核酸品質等に関する評価のみである。がんゲノム検査については，次世代シークエンスを用いたMaekawaらのパイロットスタディでも多少の施設間格差が報告されており[5]，医療検査科学会遺伝子・プロテオミクス委員会や臨床検査医学会遺伝子委員会，日本病理精度保証機構が合同で，保険診療されたがん遺伝子パネル検査等を対象とした外部精度評価の進め方について検討を行っている。

【参考文献】
1）検体検査の精度管理等に関する検討会の取りまとめ，平成30年6月6日　第62回社会保障審議会医療部会　https://www.mhlw.go.jp/file/05-Shingikai-12601000-Seisakutoukatsukan-Sanjikanshitsu_Shakaihoshoutantou/0000210421.pdf
2）日本適合性認定協会：「認定の基準」についての指針—臨床検査室—JAB RM300：2014　https://www.jab.or.jp/files/items/4908/File/RM3002014V3.pdf
3）日本臨床検査標準協議会：遺伝子関連検査に関する日本版ベストプラクティスガイドライン　解説版．学術広告社，2016
4）https://www.cap.org
5）Maekawa M, Taniguchi T, Nishio K, et al：Precision cancer genome testing needs proficiency testing involving all stakeholders. Sci Rep 12：1494, 2022

11 現在開発中の検査

11.1 血管新生因子を指標としたアッセイ

血管新生因子を指標としたアッセイ開発の経緯

　大腸がんに限らず腫瘍の増殖，進展においては腫瘍血管の新生が必要であり，血管新生には血管内皮増殖因子（vascular endothelial growth factor：VEGF）や血小板由来増殖因子（platelet-derived growth factor：PDGF），線維芽細胞増殖因子（fibroblast growth factor：FGF），アンジオポエチンなどさまざまな因子が関与している。VEGF は二量体を形成する糖蛋白であり，血管内皮細胞上に発現する膜貫通型レセプター（VEGF receptor：VEGFR）に結合することで，シグナル伝達経路が活性化される。VEGF には VEGF-A，B，C，D，E，胎盤増殖因子（placental growth factor：PlGF）-1，2 の 7 つが，VEGFR には VEGFR-1，2，3 の 3 つが同定されている。なかでも VEGF-A の VEGFR-2 に対する結合がシグナル伝達経路の中心と考えられている。血管新生阻害薬として，VEGF-A に対するヒト化モノクローナル抗体であるベバシズマブや，VEGF-A，C，D と VEGFR-2 の結合を阻害する抗 VEGFR-2 完全ヒト化モノクローナル抗体ラムシルマブ，VEGFR1，2 ドメインと IgG1 抗体の Fc ドメインを融合させ VEGF-A，B および PlGF を血中でトラップする遺伝子組み換え蛋白アフリベルセプトが開発され，殺細胞性抗がん薬との併用効果が報告されてきた。特にラムシルマブやアフリベルセプトの併用効果が証明された二次治療において，治療選択の補助となる検査の開発が重要となっている。

ラムシルマブ治療における血漿中 VEGF-D 値の意義

　切除不能進行再発大腸がん患者の二次治療として FOLFIRI＋ラムシルマブの有効性を検証した RAISE 試験ではバイオマーカー解析が事前に設定されており，試験に登録された 1,050 例を探索コホートと検証コホートに 1：2 の割合で割り付け，治療前血漿中の VEGF-C，D，sVEGFR-1，2，3，および腫瘍組織の VEGFR-2 蛋白発現と治療効果について検討された[1]。結果，VEGF-D 値は，探索コホートにおいて全生存期間，無増悪生存期間におけるラムシルマブ併用効果と強い相関を認め，検証コホートにおいても同様に有意な交互作用を認めた（全生存期間：$p=0.01$，無増悪生存期間：$p=0.001$）。全対象（探索＋検証コホート）における解析でも，VEGF-D 高値/低値とラムシルマブの治療効果には有意な交互作用を認め（全生存期間：$p=0.0005$，無増悪生存期間：$p<0.0001$），VEGF-D 高値群（n＝536）では全生存期間，無増悪生存期間ともにラムシルマブ併用群で有意に良好である一方，VEGF-D 低値群（n＝348）ではラムシルマブの有効性は示せず全生存期間では有意に不良であった（表 1）。また本研究で行われた測定方法が RUO レベルであったことから，臨床に即した IUO レ

表1a 全生存期間と VEGF-D の関係

治療 Arm	VEGF-D 高値				VEGF-D 低値			
	n	OS（m）	HR	p	n	OS（m）	HR	p
RAM	270	13.9	0.73	0.0022	176	12.6	1.32	0.0344
Placebo	266	11.5			172	13.1		

表1b 無増悪生存期間と VEGF-D の関係

治療 Arm	VEGF-D 高値				VEGF-D 低値			
	n	PFS（m）	HR	p	n	PFS（m）	HR	p
RAM	270	6.0	0.62	<0.0001	176	5.4	1.16	0.1930
Placebo	266	4.2			172	5.6		

RAM：ラムシルマブ，OS：全生存期間，HR：ハザード比，PFS：無増悪生存期間，m：month

ベルでの VEGF-D 測定法 Corgenix assay が開発された。RAISE 試験のバイオマーカー解析で用いられ使用可能であった 878 例の使用可能な血漿検体を用いた同様の解析の結果，測定法の違いによりカットオフ値が異なるものの，VEGF-D 高値群（n＝313）は低値群（n＝565）と比較してラムシルマブとの併用効果を認め〔無増悪生存期間（高値群 HR 0.59，低値群 HR 0.96）〕，全生存期間でも同様の傾向が認められた（高値群 HR 0.78，低値群 HR 1.00）[2]。以上より，RAISE 試験単独の結果ではあるものの，治療前血漿中 VEGF-D 値はラムシルマブの治療効果予測因子になり得る可能性が示唆されている。

そのほかの血管新生因子阻害薬の治療成績と血液を用いた血管新生因子測定の意義

ベバシズマブは開発以降，さまざまな効果予測因子が検討されてきたが，現時点で確立された因子は同定されていない。ベバシズマブ併用療法を用いた 11 試験のメタアナリシスでは，治療開始前 VEGF-A（血漿中，腫瘍組織）高値群では全生存期間（HR 1.30，p＜0.0001），無増悪生存期間（HR 1.26，p＝0.0001）ともに有意に不良であることが報告された[3]。カペシタビン（±マイトマイシン）に対するベバシズマブ併用の有効性を検証した AGITG-MAX 試験におけるバイオマーカー解析では，腫瘍組織における VEGF-A，B，C，D，VEGFR-1，2 蛋白質の発現とベバシズマブ併用効果について検討が行われ，VEGF-D 蛋白質の発現程度だけが多変量解析において，ベバシズマブの効果と有意な交互作用を認めた[4]。しかし，その後 CAIRO-2 試験の対照群〔CAPOX（カペシタビン＋オキサリプラチン）＋ベバシズマブ群〕の腫瘍組織を用いた解析で，VEGF-D 蛋白質発現と無増悪生存期間，全生存期間の関連は認められなかった。また FOLFOX または FOLFIRI 療法に対するベバシズマブ併用とセツキシマブ併用を比較した CALGB80405 試験の治療前血漿検体を用いたバイオマーカー解析では，VEGF-D 低値群（低値 1/4 群）で，FOLFOX＋ベバシズマブ併用群は FOLFOX＋セツキシマブ併用群と比較して全生存期間（HR 0.62），無増悪生存期間（HR 0.59）ともに良好であったが，FOLFIRI との併用では同様の傾向は認められなかった[5]。

また，切除不能進行再発大腸がん患者の二次治療として FOLFIRI＋アフリベルセプトの有効性を検証した VELOUR 試験の後ろ向きなバイオマーカー解析として，治療前血漿を用いた 98 の血管新生因子および炎症性サイトカインについて検討が行われ，ベバシズマブ治療

歴を有する症例では，VEGF-A，PlGF，serum amyloid component，C-reactive protein が高発現していることが報告された[6]。さらに，血漿中 VEGF-A，PlGF 値が中央値より高い症例においてはベバシズマブ治療歴の有無にかかわらず，アフリベルセプト併用群において全生存期間が良好であったが[7]，現時点ではアフリベルセプトの効果予測に有用なバイオマーカーは確立されていない。

　血管新生因子阻害薬の効果予測因子については，現在も開発が継続されている。一次治療でベバシズマブ併用療法を使用した 647 例の切除不能進行再発大腸がんを対象に行われた PERMID 試験では，PlGF と VEGF-B を含む血漿中の 5 つのサイトカイン・血管新生因子の測定により，精度 83％，感度 76％，特異度 88％で，画像学的増悪の 100 日前にベバシズマブ併用療法不応を診断可能であった[8]。また本邦からも切除不能進行再発大腸がんにおける Angiogenesis Panel を検討する前向き多施設共同研究（UMIN000028616）の中間結果が報告されており，一次治療でのベバシズマブ投与前後で特に血漿中 PlGF 値は有意に上昇することや[9]，二次治療でのさまざまな血管新生因子阻害薬投与前後で，ベバシズマブ群では VEGF-A 値が投与後に有意に減少する一方，他の血管新生因子阻害薬投与後では上昇すること，VEGF-D 値はラムシルマブ投与後でのみ上昇すること，PlGF 値は全ての血管新生因子阻害薬投与後で上昇することから，VEGF-D，VEGF-A，PlGF はそれぞれ独立した変動をすることが明らかとなった。また二次治療におけるベバシズマブ投与において，治療前の VEGF-D 低値，VEGF-A 高値，PlGF 低値が無増悪生存期間の良好因子となる可能性が報告され[10]，全生存期間を含めた最終解析の結果が期待される。以上のように，血管新生阻害薬の治療前後によりさまざまな血管新生因子が変動することが報告されており，これらの変動をモニタリングすることで最適な血管新生阻害薬の選択につながることが期待される。

11.2　抗 EGFR 抗体薬治療効果予測における DNA メチル化アッセイ

大腸がんにおける DNA メチル化異常

　DNA メチル化が関連する大腸がんの重要な発がん機構として，CpG island methylator phenotype（CIMP）が挙げられ，全大腸がんのおよそ 20％に関わるとされている[11]。CIMP 陽性大腸がんは，右側結腸に生じる割合が高く[12]，*BRAF* 遺伝子変異例およびマイクロサテライト不安定性（microsatellite instability：MSI）例の割合が高い[13]。また，病理組織学的特徴として，前駆病変として過形成性ポリープや Sessile serrated polyp を多く認めることが知られており[14]，管状腺腫から生じる CIMP 陰性大腸がんとは異なる発がん機構を有すると考えられている。

　CIMP は一般的に，CIMP マーカーとして抽出された遺伝子セットに一定以上の割合でメチル化を認めた場合に CIMP 陽性と判定されるが，CIMP 陽性大腸がんと CIMP 陰性大腸がんを分類するための確立されたマーカーセットはない[11-13,15,16]。

抗 EGFR 抗体薬治療効果予測因子としての DNA メチル化状態

本邦で行われた *KRAS* 野生型切除不能進行再発大腸がん症例の後ろ向き解析では，抗 EGFR 抗体薬を投与した 97 例（first cohort 45 例，second cohort 52 例）においてビーズアレイ（Infinium450K，Illumina 社）によって得られたゲノムワイドな DNA メチル化データに基づいたクラスタリング解析を行ったところ，高メチル化群（high-methylated colorectal cancer：HMCC）と低メチル化群（low-methylated colorectal cancer：LMCC）の 2 群に分類され，ゲノムワイドな DNA メチル化データに基づいた分類は，従来の CIMP マーカーに基づいた分類に比べ，より多くの症例を高メチル化大腸がんに分類した[17]。*RAS* 野生型の HMCC 群（n = 28）は *RAS* 野生型の LMCC 群（n = 58）よりも奏効割合（3.7% vs 37.9%，$p < 0.001$），無増悪生存期間（中央値：2.3 カ月 vs 6.6 カ月，HR 0.22，95%CI 0.13-0.37，$p < 0.001$），全生存期間（中央値：8.5 カ月 vs 20.9 カ月，HR 0.24，95%CI 0.11-0.53，$p < 0.001$）が有意に不良であることが示された。さらに，*RAS* 野生型の HMCC 大腸がんは *RAS* 変異型大腸がんと同程度に抗 EGFR 抗体薬に抵抗性であることが示唆された[17]。また，切除不能 *RAS* 野生型大腸がん 103 例の後ろ向き検討で，CMS 分類，原発巣占居部位，DNA メチル化状態を含む多変量解析が行われ，DNA 高メチル化状態が抗 EGFR 抗体薬投与後の無増悪生存期間（HR 0.21，$p < 0.01$）および全生存期間（HR 0.30，$p = 0.04$）における唯一の独立予後不良因子であることが示唆された[18]。海外の研究グループからも後ろ向き検討ではあるが，抗 EGFR 抗体薬投与群の予後不良因子として CIMP 陽性（CIMP-High）の関連が報告されており[12]，これらの結果からゲノムワイドな DNA メチル化状態は *RAS* 野生型大腸がんにおける抗 EGFR 抗体薬の新規治療効果予測因子となり得ると考えられた。

DNA メチル化アッセイの開発と有用性

現在，DNA メチル化状態を簡便に診断可能な体外診断薬の開発が行われている。ゲノムワイドな DNA メチル化状態を反映する 16 カ所の CpG 領域について MethyLight 法[19]をベースとした測定系（MeC-mML 法，DNA methylation status assay of mCRC by modified MethyLight）で解析するもので，8 カ所以上がメチル化陽性であれば HMCC，7 カ所以下であれば LMCC と判定される[20]。

MeC-mML 法による抗 EGFR 抗体薬治療効果予測性能は，既治療例で抗 EGFR 抗体薬を投与された *RAS* 野生型切除不能大腸がん 101 例を対象とした後ろ向き解析で検証され，HMCC 群（n = 24）における抗 EGFR 抗体薬の治療効果は，LMCC 群（n = 77）に比べ有意に不良であることが示された（奏効割合：4.2% vs 33.3%，$p = 0.001$，無増悪生存期間：中央値 2.5 カ月 vs 6.6 カ月，HR 0.22，$p < 0.001$，全生存期間：中央値 5.6 カ月 vs 15.5 カ月，HR 0.23，$p < 0.001$）[20]。この研究では，MeC-mML 法で測定された DNA メチル化状態が原発巣占居部位に関わらず抗 EGFR 抗体薬の治療効果と強い関連を示すこと，少数例での解析ではあるが *RAS/BRAF* 野生型に解析対象を絞った場合でも同様に抗 EGFR 抗体薬の治療効果予測が可能であることも示唆された。また，MeC-mML 法で測定された DNA メチル化状態の抗 EGFR 抗体薬治療効果予測因子としての意義は，一次治療においても後ろ向き検証研究が行われ，HMCC 群（n = 15）では LMCC 群（n = 154）に比べ，一次治療における抗 EGFR 抗体薬併用レジメンの治療効果が乏しいことが示唆された（奏効割合：53.3% vs 81.8%，$p =$

0.017，無増悪生存期間：中央値 5.7 カ月 vs 13.1 カ月，HR 3.13，$p = 0.004$，全生存期間：中央値 31.1 カ月 vs 51.4 カ月，HR 2.35，$p = 0.019$)[21]。

今後の臨床応用

　DNA メチル化アッセイは，進行再発大腸がん治療の一次治療および既治療例における抗 EGFR 抗体薬の選択補助に有用と考えられる。一次治療における治療選択および検体組織節約のため，DNA メチル化アッセイを実施するタイミングは一次治療開始前が合理的である。現在，前向き試験で収集された臨床検体を用いた後ろ向き解析が進行中であり，体外診断用医薬品としての承認が期待される。

11.3　結腸がん術後再発予測における多遺伝子アッセイ

結腸がん治癒切除症例における多遺伝子アッセイの開発経緯

　StageⅢ結腸がん治癒切除術症例（R0）に対し再発予防のため術後補助化学療法が一律に行われているが，T1-2N1M0 症例は一部の StageⅡ症例よりも予後良好であることが報告されている[22]。また，StageⅡ結腸がん症例に対する術後補助化学療法の有用性は未だ確立されておらず，米国および欧州臨床腫瘍学会のガイドラインでは臨床病理学的因子を用いた再発高リスク群が規定されているが，エビデンスレベルは高くない[23,24]。このため StageⅡ/Ⅲ結腸がんに対し，術後再発ハイリスク群の同定を目的とした多遺伝子アッセイを開発する試みがなされてきた。

Oncotype DX® Colon Cancer Assay

　Oncotype DX® Colon Cancer Assay は，過去の保存検体を用いた遺伝子発現解析から，7個の遺伝子（*BGN，FAP，INHBA，GADD45B，Ki-67，C-MYC，MYBL2*）と 5 個の対照遺伝子（*ATP5E，GPX1，PGK1，UBB，VDAC2*）の計 12 個の構成遺伝子を抽出し，その 12 個の遺伝子の発現量から再発スコア（recurrence score：RS）を算出する。0〜29 が低リスク，30〜40 が中リスク，41〜100 が高リスクに分類される[25]。

　StageⅡ結腸がんに対して手術単独と抗 EpCAM 抗体による術後補助化学療法を比較した CALGB9581 試験[26]では，T3 かつマイクロサテライト安定（MSS）症例において，Oncotype DX® Colon Cancer Assay により算出された RS で再発リスクの層別化が可能であることが示され（**表2**），StageⅡ結腸がんに対する有用性が治療法に関わらず示された。さらに，StageⅡ/Ⅲ結腸がんに対して 5-FU/LV と FLOX（5-FU＋ロイコボリン＋オキサリプラチン）を比較した NSABP-07 試験[27]では，Stage，治療法で調整を行った RS 25 単位あたりの再発リスクの HR は 1.96（95％CI 1.50-2.55，$p < 0.001$）で StageⅡに加え StageⅢにおいても治療法によらず有意に再発を予測できることが示された。

　本邦で行われた SUNRISE 試験[28]では，術後補助化学療法未施行であった病理学的 Stage

表2　Oncotype DX® Colon Cancer Assay による再発リスク群別の 5 年再発率

	Stage	低リスク群(%)	中リスク群(%)	高リスク群(%)
CALGB9581 試験[26]	Stage Ⅱ (T3 かつ MSS)	13	16	21
SUNRISE 試験[28]	Stage Ⅱ	9	14	19
	Stage ⅢA/ⅢB	20	29	38
	Stage ⅢC	38	51	62

　Ⅱ/Ⅲ結腸がん 1,568 例から，後ろ向きに再発症例と無再発症例を 1：2 の割合で抽出した 630 例のうち，RT-PCR による評価が可能であった 597 例の切除検体を用いて解析が行われた。主要評価項目である無再発期間は RS と有意な相関を認め，RS 25 単位あたりの HR は 2.05（$p < 0.001$）であった。また RS は副次評価項目の無再発生存期間，無病生存期間，全生存期間とも有意な相関（全て $p < 0.001$）を認め，RS 25 単位あたりの HR は各々 1.77，1.90，2.02 であった。また，Stage Ⅱの高リスク群と Stage ⅢA/B の低リスク群，Stage ⅢA/B の高リスク群と Stage ⅢC の低リスク群の 5 年再発率が，それぞれ同等であり（表2），Stage に RS を加えて評価することで，より正確に再発リスクを予測することが示唆された。また，上記試験を含むメタアナリシスにおいても，Stage，T 因子，リンパ節郭清個数，MMR status といった再発リスク因子別で解析を行ったところ，いずれでも RS が有意な因子となることが示されている[29]。

　大腸がんの術後補助化学療法において，オキサリプラチン併用化学療法（FOLFOX/CAPOX）の 6 カ月に対する 3 カ月の非劣性をみる IDEA collaboration の結果から，症例に応じて治療期間の短縮が行われるようになった。本邦のガイドラインでも再発リスクを加味した治療選択が推奨されている[30]。こうした背景の中，本邦では Stage Ⅱ/Ⅲ結腸がんにおける Oncotype DX® ColonCancer Assay の治療方針への影響（Decision Impact）に対する前向き検討（SUNRISE-DI）が行われた。275 症例で解析が行われ，40％の症例で，推奨治療が変更となり，Stage 別では，Stage Ⅱで 30％，Stage Ⅲで 45％と Stage Ⅲの症例で有意に推奨治療が変更となった。さらに Stage Ⅲの症例を IDEA collaboration の low-risk（T1〜T3 かつ N1）と high-risk（T4 かつ/または N2）別でみるとそれぞれ 48％と 38％の症例で推奨治療が変更となり，post-IDEA の時代においても，本検査が有用であることが示唆された[31]。

結腸がん治癒切除例における多遺伝子アッセイの今後の展望

　Oncotype DX® Colon Cancer Assay は，Stage Ⅱ/Ⅲ結腸がんの再発，予後予測において術後補助化学療法の有無，レジメンや人種の違いによらず，一貫して有用性が示唆されている。ほかにも，55 の遺伝子発現と，RAS 変異を組み合わせることにより，Stage Ⅱ/Ⅲ結腸がんの再発リスクを high-risk と low-risk に分類可能であることが本邦より報告され[32]，その 55 の遺伝子発現については，別研究でも validation が行われている[33,34]。また，海外からは，18 の遺伝子発現から Stage Ⅱ結腸がんの再発予測につながり得る ColoPrint® の有用性も報告されている[35]。術後補助化学療法は，臨床病理学的因子を用いた患者選択だけでは一部の症例において overtreatment もしくは undertreatment となる可能性があり，分子生物学的因子を用いた精度の高い再発予測検査の開発が期待される。

11.4 腫瘍微小環境

腫瘍微小環境の評価と予後因子

　腫瘍組織では，腫瘍浸潤リンパ球（tumor infiltrating lymphocyte：TIL），樹状細胞，腫瘍関連マクロファージ，腫瘍関連線維芽細胞などが複雑な腫瘍微小環境（tumor microenvironment：TME）を形成し，TME は腫瘍の進展または抑制に寄与することが知られている。大腸がんを含む複数のがん種で腫瘍微小環境が予後と相関することが報告されており[36]，近年では治療標的としても研究開発が行われている。大腸がんの予後との関連については，腫瘍組織における CD3 陽性 T 細胞数，CD8 陽性 T 細胞数，ヘルパー T1 細胞数，TIL に発現する programmed death-1（PD-1）分子，腫瘍局所に形成される三次リンパ組織が予後良好因子として，また予後不良因子として腫瘍組織におけるヘルパー T17 細胞数，腫瘍関連マクロファージ数などが報告されている[36-39]。

　TME の評価は，ホルマリン固定パラフィン包埋（FFPE）切片を用いた免疫組織化学染色（immunohistochemistry：IHC）や，未固定検体を用いたリアルタイム PCR，マイクロアレイなどにより行われてきた。近年では，次世代シークエンサーを用いて，組織単位のみならずシングルセル単位での包括的・網羅的解析が行われている。そのほか，多重免疫染色やイメージングマスサイトメトリーを用いた解析も行われており，大腸がんの腫瘍微小環境の解明が進められている。

切除可能大腸がんにおける TME の評価法と意義

　IHC を用いた標準化された TME の評価法の一つとして Immunoscore® が挙げられる。Immunoscore® は，大腸がんの手術検体の FFPE 切片を用いて CD3 陽性細胞と CD8 陽性細胞の IHC を行い，デジタル顕微鏡で取得した画像データに対して自動計測ソフトウェア（Immunoscore® Analyzer）で定量解析を行う[40]。ソフトウェアが自動的に腫瘍組織と正常組織を判別し，腫瘍浸潤縁から一定距離の範囲を腫瘍先進部（invasive margin：IM）と認識する。腫瘍中心部（tumor core：TC）と IM における CD3 陽性細胞，CD8 陽性細胞の細胞密度を測定し，その4つの密度の平均値である immunoscore（IS）を，0〜25％：低スコア，25〜70％：中スコア，70〜100％：高スコアに分類する[40]。この IS に関する IHC の染色強度や細胞密度の測定結果は，標本採取からの年数や選択した FFPE の腫瘍組織での位置，ソフトウェアの操作者（病理医）などに影響を受けず，客観性と再現性を有することが示されている[40,41]。Immunoscore® は，欧州では体外診断用医薬品として CE-IVD マークを取得しているが，本邦では未承認である。

　Stage I 〜III 大腸がん 2,681 例の手術検体を用い，IS の標準化と予後予測因子としての意義を後ろ向きに検討した国際共同研究では，学習用セットにおいて，IS 低スコア/中スコア/高スコア群の5年再発率はそれぞれ 8%/19%/32% で，高スコア群の低スコア群に対する再発リスクの HR は 0.20（$p < 0.0001$）で，アジア人を含む2つの検証用セットでも同様の結果だった[40]。多変量解析の結果から，IS は年齢や性別，TNM 分類の T 因子・N 因子，マイクロサ

テライト不安定性，脈管浸潤や腹膜浸潤といった病理組織学的な予後因子とは独立した因子であることが示されている（$p<0.0001$）。IS は TNM 分類を含む既知の予後因子と比較して再発リスクへの相対的寄与度が最も高く[40]，TNM 分類に IS を組み合わせた新たな病期分類（TNM-Immune）が予後予測に有用な可能性が報告されている[42]。また，Stage Ⅲ 大腸がんを対象とした 2 つのランダム化比較第Ⅲ相試験（IDEA France 試験[43]，NCCTG N0147 試験[44]）に登録された症例の切除検体を用いた事後解析でも，オキサリプラチン併用療法による術後補助化学療法後の再発予測として，IS は独立した予後因子であることが示されている（IS 低スコア対高スコア HR 2.28，$p=0.001$[45]，IS 10% 増加あたりの HR 0.90，$p=0.004$[46]）。これらの結果から，IS は切除可能進行大腸がんの予後予測因子と考えられ，TNM 分類に IS を併用することで，さらなる予後予測精度の向上が期待される。

　前述の IDEA France 試験で FOLFOX 療法を受けた症例のうち IS の評価が可能な 481 例の解析では，IS 高スコアまたは中スコア群では，6 カ月投与群は 3 カ月群に対して無再発生存期間が有意に延長し（HR 0.53，$p=0.0004$），再発高リスク群（T4 かつ/または N2），低リスク群（T1-T3 かつ N1）のいずれにおいても同様に有意な結果だった（高リスク群：HR 0.54，$p=0.007$，低リスク群：HR 0.47，$p=0.01$）[45]。一方，IS 低スコア群では，6 カ月群と 3 カ月群で無再発生存期間に有意な差を認めず（HR 0.84，$p=0.27$），再発リスク毎の解析でも差を認めなかった[45]。また前述の IS の分類を検討する国際共同研究[40]に登録された症例のうち，Stage Ⅲ 大腸がんに絞った解析でも，IS 高スコアまたは中スコア群でのみ，再発高リスク・低リスク群ともに無治療経過観察群と比べて術後補助療法群で有意に無再発生存期間の延長が認められた〔IS 高または中スコア群：HR 0.5，$p=0.0015$（高リスク群），HR 0.42，$p=0.0011$（低リスク群），IS 低スコア群：$p=0.12$（高リスク群），$p=0.18$（低リスク群）〕[47]。このように，IS は Stage Ⅲ 大腸がんでは術後補助化学療法の治療効果予測因子となる可能性が示されている。

今後の展望

　近年，生検検体を用いた IS 評価（biopsy-adapted IS：IS_B）の開発が進んでいる。IS_Bは手術検体と同様の手順で IS を算出するが，生検検体には IM 領域が含まれないため，TC のみでの CD3，CD8 陽性細胞の IS スコアの平均値がその症例の IS_B として算出される[48]。切除検体と生検検体での同等性試験の報告はないものの，術前に化学放射線療法もしくは放射線療法を行い，その後に根治手術を受けた直腸がん症例の診断時の生検検体を用いた後ろ向き検討では，2 つの独立コホート（n=124，n=114）いずれにおいても IS_B 高スコアは独立した予後良好因子だった[48]。欧米を中心として，術前化学放射線療法の著効例に対する Watch and Wait による直腸温存の可能性が報告されており，このような治療戦略が適した患者を推定するためのバイオマーカーとして，IS_B の有用性が報告されている[48-50]。

　そのほか，腫瘍組織の IHC で CD8 陽性細胞と programmed death-ligand 1（PD-L1）陽性細胞の密度，両者の近接度を計測・スコア化し，免疫チェックポイント阻害薬の効果予測を目的とした Immunoscore IC も開発中である。切除不能進行大腸がん一次治療での FOLFOXIRI＋ベバシズマブ併用療法に抗 PD-L1 抗体薬アテゾリズマブの上乗せ効果を検討した第Ⅱ相試験（AtezoTRIBE 試験）のサブグループ解析では，Immunoscore IC 高スコア群はアテゾリズマブ併用により無増悪生存期間の延長が認められたが，低スコア群ではアテゾリ

ズマブ併用による無増悪生存期間の延長は認められなかった[51]。免疫チェックポイント阻害薬の治療効果予測因子としても今後の開発が期待される。

【参考文献】

1) Tabernero J, Hozak RR, Yoshino T, et al：Analysis of angiogenesis biomarkers for ramucirumab efficacy in patients with metastatic colorectal cancer from RAISE, a global, randomized, double-blind, phase Ⅲ study. Ann Oncol 29：602-9, 2018

2) Taniguchi H, Yoshino T, Yamaguchi K, et al：Clinical development and evaluation of a VEGF-D assay in plasma from patients with metastatic colorectal cancer in the RAISE study. Curr Med Res Opin 37：1769-78, 2021

3) Zhao L, Zhang D, Ma H, et al：High VEGF-A level at baseline predicts poor treatment effect of bevacizumab-based chemotherapy in metastatic colorectal cancer：a meta-analysis. Panminerva Med 58：48-58, 2016

4) Weickhardt AJ, Williams DS, Lee CK, et al：Vascular endothelial growth factor D expression is a potential biomarker of bevacizumab benefit in colorectal cancer. Br J Cancer 113：37-45, 2015

5) Nixon AB, Sibley A, Hatch AJ, et al：Blood-based biomarkers in patients (pts) with metastatic colorectal cancer (mCRC) treated with FOLFOX or FOLFIRI plus bevacizumab (Bev), cetuximab (Cetux), or Bev plus Cetux：Results from CALGB 80405 (Alliance). Journal of Clinical Oncology 34 (15_suppl)：3597-3597, 2016

6) Tabernero J, Paccard C, Chiron M, et al：Placental growth factor and the angiogenic environment based on analysis of baseline plasma biomarkers from the VELOUR trial. Journal of Clinical Oncology 35 (4_suppl)：592, 2017

7) Dochy EC PM, Tabernero CJ：Impact of prior bevacizumab treatment of VEGFA and PIGF levels and patient outcomes：A retrospective analysis of baseline plasma samples from the VELOUR trial. WCGI 2017：O-012, 2017

8) Seufferlein T, Ettrich TJ, Stein A, et al：Predicting resistance to first-line FOLFOX plus bevacizumab in metastatic colorectal cancer：Final results of the multicenter, international PERMAD trial. Journal of Clinical Oncology 39 (3_suppl)：115-115, 2021

9) Taniguchi H, Yuki S, Shiozawa M, et al：Plasma VEGF-D and PlGF levels according to prior use of biologics among metastatic colorectal cancer：Preliminary results from GI-SCREEN CRC-Ukit study. Journal of Clinical Oncology 38 (4_suppl)：178-178, 2020

10) Yuki S, Taniguchi H, Masuishi T, et al：463P Impact of plasma angiogenesis factors on the efficacy of 2nd-line chemotherapy combined with biologics in metastatic colorectal cancer (mCRC)：Early efficacy results from GI-SCREEN CRC Ukit study. Annals of Oncology 32：(Suppl 5)：S563-4, 2021

11) Ogino S, Cantor M, Kawasaki T, et al：CpG island methylator phenotype (CIMP) of colorectal cancer is best characterised by quantitative DNA methylation analysis and prospective cohort studies. Gut 55：1000-6, 2006

12) Lee MS, McGuffey EJ, Morris JS, et al：Association of CpG island methylator phenotype and EREG/AREG methylation and expression in colorectal cancer. Br J Cancer 114：1352-61, 2016

13) Weisenberger DJ, Siegmund KD, Campan M, et al：CpG island methylator phenotype underlies sporadic microsatellite instability and is tightly associated with BRAF mutation in colorectal cancer. Nat Genet 38：787-93, 2006

14) Torlakovic EE, Gomez JD, Driman DK, et al：Sessile serrated adenoma (SSA) vs. traditional serrated adenoma (TSA). Am J Surg Pathol 32：21-9, 2008

15) Toyota M, Ahuja N, Ohe-Toyota M, et al：CpG island methylator phenotype in colorectal cancer. Proc Natl Acad Sci USA 96：8681-6, 1999

16) Kaneda A, Yagi K：Two groups of DNA methylation markers to classify colorectal cancer into three epigenotypes. Cancer Sci 102：18-24, 2011

17）Ouchi K, Takahashi S, Yamada Y, et al：DNA methylation status as a biomarker of anti-epidermal growth factor receptor treatment for metastatic colorectal cancer. Cancer Sci 106：1722-9, 2015

18）Okita A, Takahashi S, Ouchi K, et al：Consensus molecular subtypes classification of colorectal cancer as a predictive factor for chemotherapeutic efficacy against metastatic colorectal cancer. Oncotarget 9：18698-711, 2018

19）Eads CA, Danenberg KD, Kawakami K, et al：MethyLight：a high-throughput assay to measure DNA methylation. Nucleic Acids Res 28：E32, 2000

20）Ouchi K, Takahashi S, Okita A, et al：A modified MethyLight assay predicts the clinical outcomes of anti-epidermal growth factor receptor treatment in metastatic colorectal cancer. Cancer Sci 113：1057-68, 2022

21）Osumi H, Ouchi K, Shinozaki E, et al：Effect of DNA methylation status on first-line anti-epidermal growth factor receptor treatment in patients with metastatic colorectal cancer. Int J Colorectal Dis 37：1439-47, 2022

22）O'Connell JB, Maggard MA, Ko CY：Colon cancer survival rates with the new American Joint Committee on Cancer sixth edition staging. J Natl Cancer Inst 96：1420-5, 2004

23）Benson AB 3rd, Schrag D, Somerfield MR, et al：American Society of Clinical Oncology recommendations on adjuvant chemotherapy for stage Ⅱ colon cancer. J Clin Oncol 22：3408-19, 2004

24）Labianca R, Nordlinger B, Beretta GD, et al；ESMO Guidelines Working Group：Early colon cancer：ESMO Clinical Practice Guidelines for diagnosis, treatment and follow-up. Ann Oncol 24 Suppl 6：vi64-72, 2013

25）O'Connell MJ, Lavery I, Yothers G, et al：Relationship between tumor gene expression and recurrence in four independent studies of patients with stage Ⅱ/Ⅲ colon cancer treated with surgery alone or surgery plus adjuvant fluorouracil plus leucovorin. J Clin Oncol 28：3937-44, 2010

26）Venook AP, Niedzwiecki D, Lopatin M, et al：Biologic determinants of tumor recurrence in stage Ⅱ colon cancer：validation study of the 12-gene recurrence score in cancer and leukemia group B（CALGB）9581. J Clin Oncol 31：1775-81, 2013

27）Yothers G, O'Connell MJ, Lee M, et al：Validation of the 12-gene colon cancer recurrence score in NSABP C-07 as a predictor of recurrence in patients with stage Ⅱ and Ⅲ colon cancer treated with fluorouracil and leucovorin（FU/LV）and FU/LV plus oxaliplatin. J Clin Oncol 31：4512-9, 2013

28）Yamanaka T, Oki E, Yamazaki K, et al：12-Gene Recurrence Score Assay Stratifies the Recurrence Risk in Stage Ⅱ/Ⅲ Colon Cancer With Surgery Alone：The SUNRISE Study. J Clin Oncol 34：2906-13, 2016

29）Yothers G, Venook AP, Oki E, et al：Patient-specific meta-analysis of 12-gene colon cancer recurrence score validation studies for recurrence risk assessment after surgery with or without 5FU and oxaliplatin. J Gastrointest Oncol 13：126-36, 2022

30）大腸癌研究会 編：大腸癌治療ガイドライン 医師用 2022 年版．金原出版，2022

31）Oki E, Watanabe J, Sato T, et al：Impact of the 12-gene recurrence score assay on deciding adjuvant chemotherapy for stage Ⅱ and ⅢA/B colon cancer：the SUNRISE-DI study. ESMO Open 6：100146, 2021

32）Gotoh K, Shinto E, Yoshida Y, et al：Prognostic Model of Stage Ⅱ/Ⅲ Colon Cancer Constructed using Gene Expression Subtypes and KRAS Mutation Status. J Clin Exp Oncol 7：2, 2018

33）Shinto E, Oki E, Shimokawa M, et al：A Validation Study for Recurrence Risk Stratification of Stage Ⅱ Colon Cancer Using the 55-Gene Classifier. Oncology 98：534-41, 2020

34）Oki E, Shinto E, Shimokawa M, et al：Evaluation of a 55-gene classifier as a prognostic biomarker for adjuvant chemotherapy in stage Ⅲ colon cancer patients. BMC Cancer 21：1332, 2021

35）Salazar R, Roepman P, Capella G, et al：Gene expression signature to improve prognosis prediction of stage Ⅱ and Ⅲ colorectal cancer. J Clin Oncol 29：17-24, 2011

36）Fridman WH, Pagès F, Sautès-Fridman C, et al：The immune contexture in human tumours：impact on clinical outcome. Nat Rev Cancer 12：298-306, 2012

37）Wilkinson K, Ng W, Roberts TL, et al：Tumour immune microenvironment biomarkers predicting cytotoxic chemotherapy efficacy in colorectal cancer. J Clin Pathol 74：625-34, 2021

38）Di Caro G, Bergomas F, Grizzi F, et al：Occurrence of tertiary lymphoid tissue is associated with T-cell infiltration and predicts better prognosis in early-stage colorectal cancers. Clin Cancer Res 20：2147-58, 2014

39）Li Y, Liang L, Dai W, et al：Prognostic impact of programed cell death-1（PD-1）and PD-ligand 1（PD-L1）expression in cancer cells and tumor infiltrating lymphocytes in colorectal cancer. Mol Cancer 15：55, 2016

40）Pagès F, Mlecnik B, Marliot F, et al：International validation of the consensus Immunoscore for the classification of colon cancer：a prognostic and accuracy study. Lancet 391：2128-39, 2018

41）Marliot F, Chen X, Kirilovsky A, et al：Analytical validation of the Immunoscore and its associated prognostic value in patients with colon cancer. J Immunother Cancer 8：e000272, 2020

42）Mlecnik B, Bifulco C, Marliot F, et al：A TNM-Immune（TNM-I）classification staging system for predicting survival in colon cancer in a multicenter international SITC study. Annals of Oncology 31 suppl_3：238, 2020

43）André T, Vernerey D, Mineur L, et al：for PRODIGE investigators, GERCOR, Fédération Française de Cancérologie Digestive, and UNICANCER：Three Versus 6 Months of Oxaliplatin-Based Adjuvant Chemotherapy for Patients With Stage Ⅲ Colon Cancer：Disease-Free Survival Results From a Randomized, Open-Label, International Duration Evaluation of Adjuvant（IDEA）France, Phase Ⅲ Trial. J Clin Oncol 36：1469-77, 2018

44）Alberts SR, Sargent DJ, Nair S, et al：Effect of oxaliplatin, fluorouracil, and leucovorin with or without cetuximab on survival among patients with resected stage Ⅲ colon cancer：a randomized trial. JAMA 307：1383-93, 2012

45）Pagès F, André T, Taieb J, et al：Prognostic and predictive value of the Immunoscore in stage Ⅲ colon cancer patients treated with oxaliplatin in the prospective IDEA France PRODIGE-GERCOR cohort study. Ann Oncol 31：921-9, 2020

46）Sinicrope FA, Shi Q, Hermitte F, et al：Contribution of Immunoscore and Molecular Features to Survival Prediction in Stage Ⅲ Colon Cancer. JNCI Cancer Spectr 4：pkaa023, 2020

47）Mlecnik B, Bifulco C, Bindea G, et al：Multicenter International Society for Immunotherapy of Cancer Study of the Consensus Immunoscore for the Prediction of Survival and Response to Chemotherapy in Stage Ⅲ Colon Cancer. J Clin Oncol 38：3638-51, 2020

48）El Sissy C, Kirilovsky A, Van den Eynde M, et al：A Diagnostic Biopsy-Adapted Immunoscore Predicts Response to Neoadjuvant Treatment and Selects Patients with Rectal Cancer Eligible for a Watch-and-Wait Strategy. Clin Cancer Res 26：5198-207, 2020

49）Pagès F, El Sissy C, Kirilovsky A, et al：International validation of the Immunoscore-biopsy（ISB）to guide selection and monitoring of patients treated with watch-and-wait（WW）strategy for rectal cancer. Journal of Clinical Oncology 40（16_suppl）：3517-3517, 2022

50）Shamseddine A, Khalifeh IM, Elias C, et al：High immunoscore as a predictor of outcome in patients who underwent chemoimmuno-therapy in locally advanced rectal cancer：A post-hoc analysis of the correlation between immunoscore and pCR in the Averectal study. Journal of Clinical Oncology 40（4_suppl）：184-184, 2022

51）Antoniotti C, Rossini D, Pietrantonio F, et al：GONO Foundation Investigators：Upfront FOLFOXIRI plus bevacizumab with or without atezolizumab in the treatment of patients with metastatic colorectal cancer（AtezoTRIBE）：a multicentre, open-label, randomised, controlled, phase 2 trial. Lancet Oncol 23：876-87, 2022

12 備考

日本臨床腫瘍学会におけるガイドライン，ガイダンスなどの定義

1．ガイドライン

目的とする疾患・診療の領域が広い，多くのエビデンスが集積されている，作成に関して多職種の関与が必要，あるいは対象が多職種にわたる内容であるような場合など。

2．ガイダンス

目的とする疾患・診療の領域が狭い，エビデンスが限定的である，作成者や対象者が狭い領域に限定される場合など。

3．コンセンサスレポート

専門家集団の投票（voting）等によって定められた，最大公約数的な意見や診療指針。

4．エキスパートオピニオン

専門家あるいは専門家集団の意見，診療指針。

5．暫定的見解

一時的，暫定的な意見，声明。未確定ではあるが，必要のため現時点での仮の見解として声明しておくべき時に使用する。Provisional statement/opinion と同義。

Appendix

表1　*RAS* 変異の頻度

	KRAS エクソン2	*KRAS* エクソン3	*KRAS* エクソン4	*NRAS* エクソン2	*NRAS* エクソン3	*NRAS* エクソン4	合計*
PRIME[1]	40% (440/1,096)	4% (24/638)	6% (36/620)	3% (22/637)	4% (26/636)	0% (0/629)	17%
20050181[2]	45% (486/1,083)	4.4% (24/548)	7.7% (41/534)	2.2% (12/536)	5.6% (30/540)	0% (0/532)	20%
20020408[3]	43% (184/427)	4.8% (8/166)	5.0% (9/180)	4.2% (7/166)	3.0% (5/168)	1.1% (2/180)	18%
CRYSTAL[4]	N/A	3.3%	5.6%	3.5%	2.8%	0.9%	15%
FIRE-3[5]	N/A	4.3% (21/431)	4.9% (24/458)	3.8% (18/464)	2% (10/468)	0% (0/458)	16%
CALGB 80405[6]	N/A	1.8%	5.9%	2.3%	4.2%	0%	14%
RASKET[7]	37.8% (116/307)	3.1% (6/191)	5.2% (10/191)	3.1% (6/191)	4.2% (8/191)	0% (0/191)	16%

*$KRAS$ エクソン2野生型に占める $KRAS/NRAS$ 変異の頻度
N/A：not available

表2　*RAS* 野生型に対する抗 EGFR 抗体薬の治療効果

	RAS 評価可能*	レジメン	n	RR (%)	PFS (m)	HR	OS (m)	HR
PRIME[1] (一次治療)	90% (1,060/1,183)	FOLFOX4	253	—	7.9	0.72 ($p=0.004$)	20.2	0.78 ($p=0.04$)
		FOLFOX4＋Pmab	259	—	10.1		26.0	
20050181[2] (二次治療)	85% (1,008/1,186)	FOLFIRI	213	10	4.4	0.70 ($p=0.007$)	13.9	0.81 ($p=0.08$)
		FOLFIRI＋Pmab	208	41	6.4		16.2	
20020408[3] (三次治療)	82% (378/463)	BSC	63	0	7 weeks	0.36 ($p<0.0001$)	—	—
		BSC＋Pmab	73	16	14.1 weeks		—	
20100007[4] (三次治療)	87% (328/377)	BSC	128	2.3	1.7	0.46 ($p<0.0001$)	6.9	0.70 ($p=0.0135$)
		BSC＋Pmab	142	31.0	5.2		10.0	
OPUS[5] (一次治療)	75% (254/337)	FOLFOX4	49	29	5.8	0.53 ($p=0.0615$)	17.8	0.94 ($p=0.80$)
		FOLFOX4＋Cmab	38	58	12.0		19.8	
CRYSTAL[6] (一次治療)	69% (827/1,198)	FOLFIRI	189	38.6	8.4	0.56 ($p=0.0002$)	20.2	0.69 ($p=0.0024$)
		FOLFIRI＋Cmab	178	66.3	11.4		28.4	
FIRE-3[7] (一次治療)	78% (588/752)	FOLFIRI＋Bmab	201	58.7	10.2	0.97 ($p=0.77$)	25.0	0.70 ($p=0.0059$)
		FOLFIRI＋Cmab	199	65.3	10.3		33.1	
PEAK[8] (一次治療)	82% (233/285)	mFOLFOX6＋Bmab	82	54	10.1	0.66 ($p=0.03$)	28.9	0.63 ($p=0.06$)
		mFOLFOX6＋Pmab	88	58	13.0		41.3	
CALGB80405[9] (一次治療)	59% (670/1,137)	FOLFOX/IRI＋Bmab	256	53.8	11.0	1.03 ($p=0.71$)	31.2	0.9 ($p=0.40$)
		FOLFOX/IRI＋Cmab	270	68.6	11.2		32.0	

表 3　*RAS* 変異陽性症例に対する抗 EGFR 抗体薬の治療効果

	レジメン	n	RR (%)	PFS (m)	HR	OS (m)	HR
PRIME[1] (一次治療)	FOLFOX4	276	—	8.7	1.31 (p＝0.008)	19.2	1.25 (p＝0.034)
	FOLFOX4＋Pmab	272	—	7.3		15.6	
20050181[2] (二次治療)	FOLFIRI	294	13	4.0	0.86 (p＝0.14)	11.1	0.91 (p＝0.34)
	FOLFIRI＋Pmab	299	15	4.8		11.8	
20020408[3] (三次治療)	BSC	114	0	7.3 weeks	0.97 (p＝0.729)	—	—
	BSC＋Pmab	99	1	7.4 weeks		—	
20100007[4] (三次治療)	BSC	28	—	1.6	1.03 (p＝0.9429)	7.5	0.99 (p＝0.9625)
	BSC＋Pmab	26	—	1.6		7.6	
OPUS[5] (一次治療)	FOLFOX4	75	50.7	7.8	1.54 (p＝0.0309)	17.8	1.29 (p＝0.1573)
	FOLFOX4＋Cmab	92	37.0	5.6		13.5	
CRYSTAL[6] (一次治療)	FOLFIRI	214	36.0	7.5	1.10 (p＝0.47)	17.7	1.05 (p＝0.64)
	FOLFIRI＋Cmab	246	31.7	7.4		16.4	
FIRE-3[7] (一次治療)	FOLFIRI＋Bmab	91	50.5	9.6	1.25 (p＝0.14)	20.6	1.05 (p＝0.75)
	FOLFIRI＋Cmab	97	38.1	7.5		20.2	
PEAK[8] (一次治療)	mFOLFOX6＋Bmab	27	56	8.9	1.39 (p＝0.318)	16.6	0.41 (p＝0.020)
	mFOLFOX6＋Pmab	24	60	7.8		27.0	
CALGB80405[9] (一次治療)	FOLFOX/IRI＋Bmab	42	—	—	—	22.3	0.74 (p＝0.21)
	FOLFOX/IRI＋Cmab	53	—	—		28.7	

Pmab：パニツムマブ，Cmab：セツキシマブ，Bmab：ベバシズマブ，IRI：イリノテカン，RR：奏効割合，PFS：無増悪生存期間，HR：ハザード比，OS：全生存期間，m：month，*RAS* 評価可能：ランダム化された症例のうち *RAS* 変異の評価が可能であった症例の割合，BSC：best supportive care，FOLFOX：5-FU＋ロイコボリン＋オキサリプラチン，FOLFIRI：5-FU＋ロイコボリン＋イリノテカン

【参考文献】

1）Douillard JY, Oliner KS, Siena S, et al：Panitumumab-FOLFOX4 treatment and RAS mutations in colorectal cancer. N Engl J Med 369：1023-34, 2013

2）Peeters M, Oliner KS, Price TJ, et al：Analysis of KRAS/NRAS Mutations in a Phase Ⅲ Study of Panitumumab with FOLFIRI Compared with FOLFIRI Alone as Second-line Treatment for Metastatic Colorectal Cancer. Clin Cancer Res 21：5469-79, 2015

3）Peeters M, Oliner KS, Parker A, et al：Massively parallel tumor multigene sequencing to evaluate response to panitumumab in a randomized phase Ⅲ study of metastatic colorectal cancer. Clin Cancer Res 19：1902-12, 2013

4）Kim TW, Elme A, Kusic Z, et al：A phase 3 trial evaluating panitumumab plus best supportive care vs best supportive care in chemorefractory wild-type KRAS or RAS metastatic colorectal cancer. Br J Cancer 115：1206-14, 2016

5）Bokemeyer C, Köhne CH, Ciardiello F, et al：FOLFOX4 plus cetuximab treatment and RAS mutations in colorectal cancer. Eur J Cancer 51：1243-52, 2015

6）Van Cutsem E, Lenz HJ, Köhne CH, et al：Fluorouracil, leucovorin, and irinotecan plus cetuximab treatment and RAS mutations in colorectal cancer. J Clin Oncol 33：692-700, 2015

7）Stintzing S, Modest DP, Rossius L, et al：FIRE-3 investigators：FOLFIRI plus cetuximab versus FOLFIRI plus bevacizumab for metastatic colorectal cancer（FIRE-3）：a post-hoc analysis of tumour dynamics in the final RAS wild-type subgroup of this randomised open-label phase 3 trial. Lancet Oncol 17：1426-34, 2016

8）Schwartzberg LS, Rivera F, Karthaus M, et al：PEAK：a randomized, multicenter phase Ⅱ study of panitumumab plus modified fluorouracil, leucovorin, and oxaliplatin（mFOLFOX6）or bevacizumab plus mFOLFOX6 in patients with previously untreated, unresectable, wild-type KRAS exon 2 metastatic colorectal cancer. J Clin Oncol 32：2240-7, 2014

9）Venook AP, Niedzwiecki D, Lenz HJ, et al：Effect of First-Line Chemotherapy Combined With Cetuximab or Bevacizumab on Overall Survival in Patients With KRAS Wild-Type Advanced or Metastatic Colorectal Cancer：A Randomized Clinical Trial. JAMA 317：2392-401, 2017

索　引

大腸がん診療における
遺伝子関連検査等のガイダンス 第5版 2023年3月

2016年11月22日　第3版（2016年11月）発行
2019年12月25日　第4版（2019年12月）第1刷発行
2023年3月20日　第5版（2023年3月）第1刷発行

編　者　公益社団法人日本臨床腫瘍学会

発行者　福村　直樹

発行所　金原出版株式会社

〒113-0034 東京都文京区湯島 2-31-14
電話　編集　(03)3811-7162
　　　営業　(03)3811-7184
FAX　　　　(03)3813-0288
振替口座　00120-4-151494
http://www.kanehara-shuppan.co.jp/

© 日本臨床腫瘍学会, 2016, 2023
検印省略
Printed in Japan

ISBN 978-4-307-20469-9　　　印刷・製本／三報社印刷㈱

WEB アンケートにご協力ください

読者アンケート（所要時間約3分）にご協力いただいた方の中から
抽選で毎月10名の方に図書カード1,000円分を贈呈いたします。
アンケート回答はこちらから ➡
https://forms.gle/U6Pa7JzJGfrvaDof8

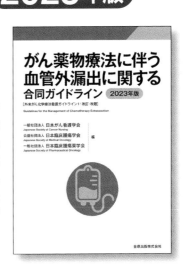

臓器横断的「Tumor-agnostic」な診療のための指針

成人・小児進行固形がんにおける
臓器横断的ゲノム診療のガイドライン

第3版 **2022年2月**

編集　公益社団法人 日本臨床腫瘍学会
　　　一般社団法人 日本癌治療学会
　　　一般社団法人 日本小児血液・がん学会

近年、腫瘍の生物学的特性が明らかにされるに従い、疾患の臓器特性を超えた臓器横断的「tumor-agnostic」な薬剤の開発承認がなされてきている。改訂版となる本書では、dMMR固形がん、*NTRK*融合遺伝子陽性固形がんに関する記載のアップデートに加え、tumor mutation burden high (TMB-H)に対する免疫チェックポイント阻害薬について言及。ゲノム診療の最前線を示した。

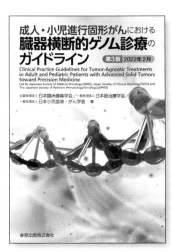

CONTENTS（一部抜粋）

II. dMMR固形がん
2 1 がんとミスマッチ修復機能　2 dMMR固形がんのがん種別頻度
　　3 dMMR固形がんの臨床像　4 dMMR判定検査法
　　5 dMMR固形がんに対する免疫チェックポイント阻害薬
3 リンチ症候群
4 クリニカルクエスチョン（CQ）
5 参考資料

III. *NTRK* (neurotrophic receptor tyrosine kinase)
6 1 *NTRK*とは　2 *NTRK*遺伝子異常　2.1 遺伝子バリアント、遺伝子増幅　2.2 融合遺伝子
　　3 *NTRK*融合遺伝子のがん種別頻度　4 *NTRK*融合遺伝子検査法　5 TRK阻害薬
7 クリニカルクエスチョン（CQ）

IV. TMB-Hを有する固形がん
8 1 TMBとは　2 TMB検査法　3 TMB-Hのがん種別頻度
　　4 TMB-H固形がんに対する抗PD-1/PD-L1抗体薬の効果
9 クリニカルクエスチョン（CQ）

V. その他
10 その他の臓器横断的バイオマーカー
　　1 BRAF　2 HER2（ERBB2）　3 FGFR
　　4 RAS　5 BRCA1/2　6 ALK

読者対象 腫瘍内科医、
がん診療に関わる医療者、
遺伝子関連検査に関わる医療者

◆B5判　120頁　◆定価2,420円（本体2,200円＋税10%）ISBN978-4-307-10214-8

金原出版 〒113-0034 東京都文京区湯島2-31-14　TEL03-3811-7184（営業部直通）FAX03-3813-0288
本の詳細、ご注文等はこちらから ➡ *https://www.kanehara-shuppan.co.jp/*